세상의 모든 음악은
엄마가 만들었다

세상의 모든 음악은 엄마가 만들었다

태교부터 13세까지 음악이 있는 행복한 육아

· 김성은 지음 ·

21세기북스

프롤로그

엄마의 노래가 행복한 아이를 키운다

　세상의 모든 음악은 엄마가 만들었다! 세상 모든 아기가 가장 먼저 듣는 소리가 엄마의 심장박동, 엄마의 목소리기 때문이다. 엄마의 이러한 소리는 아기에게 음악이 된다. 엄마가 없다면 음악도 존재할 수 없다.
　아기와 엄마 사이의 자연스러운 상호작용은 항상 음악적일 수밖에 없다. 자장가가 그렇고, 아기의 소리가 그렇고 그 아이의 소리를 흉내 내는 엄마의 말투가 그렇다. 아기의 몸동작과 이에 호응하는 엄마의 몸동작도 매우 음악적이다. 아이와 엄마 사이의 음악적 경험은 세상 어느 곳에서도 경험할 수 없는 따뜻한 것이다. 그래서 세상의 모든 인간이 기억하는 엄마의 품은 항상 따뜻하고 그리운 것이다.

그런데 지금 한국의 젊은 엄마들이 불안해하고 있다. 엄마가 불안하면 아이는 당연히 불안해진다. 불안한 엄마들은 지금 내가 아기를 잘 키우고 있는지 끊임없이 확인한다. 하지만 그럴수록 그 불안은 더 커진다.

아이를 잘 키우는 방법에 관한 이야기가 넘쳐나는 세상이다. 나와 우리 아이에게 맞는 교육방법을 찾는 것이 중요하다고 하지만, 너무 많은 이야기가 있으니 선택 자체가 불가능하다. 이 책이 그런 엄마들의 마음에 또 하나의 짐을 얹는 것이 아닐까 걱정되기도 한다. 그렇게 되지 않으려고 참 많은 고민을 했다.

이 책은 아이 양육과 관련해 음악이 어떤 긍정적인 역할을 하는가에 대한 설명을 담고 있다. 엄마들의 눈높이에 맞춰 쉽게 풀어쓰려고 애썼다. 책을 쓰면서 수십 년간 음악을 전공한 나 자신도 음악에 관해 처음부터 다시 들여다보는 기회가 되었다.

엄마와 아이의 상호작용 방식에 따라, 아이의 연령에 따라, 아이의 성향에 따라, 음악은 각각의 역할을 한다. 그러나 지금까지의 음악교육은 음악이 아이에게 미치는 영향에만 초점을 맞추고 있다. 인지능력 향상, 정서표현 능력 향상 등. 그러나 이 경우에 음악과 관련된 엄마의 역할은 전혀 논의되지 않는다.

사실 우리나라만큼 음악을 좋아하는 민족이 드물다. 전 국민이 노래도 그렇게 잘 할 수가 없다. 그러나 엄마들에게 아이를 위해 노래 불러보라고 하면 모두들 자신없어한다. 노래하는 것이 왜 그렇게 엄마들에게 부담스러운 일이 되어버린 걸까?

대한민국의 거의 모든 초등학생이 피아노를 배운다. 마치 유아교육의 필수과정인 듯하다. 인구대비 피아노 교육을 받는 학생 수가 세계에서 가장 높을 것이다. 하지만 막상 성인이 된 후에 피아노 연주가 가능한 사람은 극소수다. 이럴 때 배우기는 했지만 연주는 못한다고 말하는 사람들이 대부분이다. 도대체 왜 그럴까?

음악을 자연스러운 삶의 일부로 받아들이는 문화가 없기 때문이다. 음악이란 연주회장의 한정된 영역에서만 연주하는 것이라고 생각한다. 노래는 문이 꼭 닫혀 있는 노래방에서만 부르는 것이라고 생각한다. 이렇게 언젠가부터 우리는 '살아 있는 음악'이 박탈된 삶을 살고 있다.

음악은 타인과의 상호작용이 결여된, 문이 꼭 닫힌 곳에서만 연주해야 하는 것이 절대 아니다. 전문 연주자가 아닌 이상, 음악은 배우고 익혀야 하는 삶의 '목표'도 아니다. 음악은 행복한 삶을 위한 필수조건이다. 음악이 빠져 있는 행복한 삶이란 불가능하기 때문이다.

엄마가 아기를 위해 노래할 수 있어야 한다. 아기와 엄마가 함께 있는 시간이 음악으로 즐거워져야 한다. 엄마와 아기 사이에 음악이 다시 살아 숨 쉬어야 한다. 그래야 우리 아이들이 행복해진다.

이 책은 총 3부로 이루어져 있다. 1부는 엄마와 아이의 상호작용에 음악이 왜 필요한가, 음악이 어떤 역할을 하는가에 관한 설명이다. 2부는 엄마가 기본적으로 알고 있으면 좋은 음악적 상식을 사례에 맞춰 설명해보았다. 3부는 내가 연구원을 운영하며 엄마들로부터 가장 많이 듣는 질문들을 요약해보았다.

여러모로 부족한 책이지만, 이 책을 읽으며 엄마들이 자기 안에 숨겨져 있던 음악성을 찾아낼 수 있으면 좋겠다. 전혀 악기를 배우지 못했어도, 노래 한 곡을 끝까지 불러본 적 없어도, 엄마라면 누구나 자기의 아이를 위해 노래할 수 있다. 음악은 엄마의 본능이기 때문이다.

끝으로, 책을 쓴다며 1년 넘게 끙끙대며 한없이 예민해져 있던 나를 잘 참고 기다려준 남편과 우리 두 아들에게 진심으로 고마운 마음을 전하고 싶다. 또 한 번 느끼지만 힘들 때는 정말 가족밖에 없는 것 같다. 예쁘게 책을 만들어준 북21 김영곤 대표님, 한성근 팀장님께도 감사한 마음을 전하고 싶다.

차례

프롤로그 엄마의 노래가 행복한 아이를 키운다 • 4

PART 01
아이와 엄마

엄마의 심장박동이 아기의 인생 속도를 결정한다 • 15
배 속의 아기를 위해 음악을 틀어주지 마라 • 27
엄마의 손길을 기억하는 아이는 불안해하지 않는다 • 37
엄마의 목소리가 가장 위대한 음악이다 • 46
클래식을 들려주면 좋다는 모차르트 효과는 거짓말이다 • 58
그래도 클래식 음악을 들려줘야 하는 이유 • 72
엄마와 아이는 따로 또 같이 세상을 배운다 • 80
아이는 훌륭한 재즈 연주자다 • 88
엄마는 훌륭한 재즈 연주자가 되어야 한다 • 97
엄마의 가장 바보 같은 질문, "우리 아이에게 음악성이 있나요?" • 110
편식보다 더 나쁜 편청 • 121

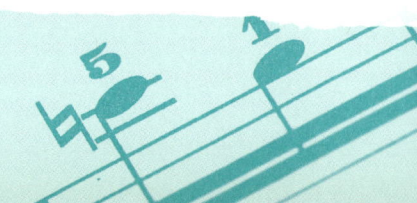

PART **02**

음악의
본질을 찾아서

우리는 생각보다 훨씬 더 음악적이다 • 135
음악은 우리를 저절로 움직이게 한다 • 144
아이들은 놀이를 통해 자연의 리듬을 익힌다 • 155
절대음감이 없다고 음악성이 없는 것은 아니다 • 166
내 삶을 연주한다면 어떤 음악이 될까 • 177
좋은 음악에는 카타르시스의 순간이 있다 • 190
자신있는 사람만 다른 사람의 소리를 들을 수 있다 • 200
노래할 수 있어야 아름다움을 느낄 수 있다 • 211
음악은 좋은 것이지만 조심히 다뤄야 한다 • 222
여자들의 수다는 오페라다 • 232

PART 03

엄마들이
가장 많이 하는 질문

음악교육은 언제부터 시작하면 좋을까요? • 245
음악성 측정 방법이 있나요? • 248
음악성을 키우는 방법이 있나요? • 251
좋은 음악 선생님을 어떻게 찾나요? • 253
음악을 전공시키려면 언제쯤 결정하는 것이 좋을까요? • 256
우리 아이는 취미로 음악을 배우는데, 언제까지 하면 좋을까요? • 259
엄마가 음치인데 노래를 불러줘도 될까요? • 263
3대가 부르는 동요는 무엇인가요? • 266
자장가를 불러주는 게 왜 좋은가요? • 270
우리 아이는 노래를 잘 못해요. 어떻게 해야 할까요? • 272
엄마의 목소리가 아이에게 어떤 영향을 주나요? • 275
피아노는 언제부터 가르치면 좋을까요? • 278
피아노는 필수라던데, 정말 그런가요? • 285

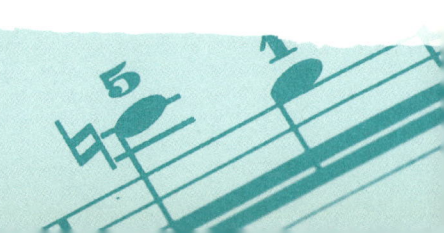

아이에게 맞는 악기를 선택하는 방법을 알려주세요 • 287
아이에겐 주로 클래식 음악을 들려주는 게 좋겠지요? • 291
클래식 음악을 흥미 있게 들려줄 좋은 방법이 있을까요? • 295
클래식 음악을 들려줄 때 작곡가와 곡명도 가르쳐줘야 하나요? • 297
음악도 흘려듣기를 많이 하는 것이 좋겠죠? • 300
클래식은 제가 부담스러운데 다른 대안은 없을까요? • 303
음악 콩쿠르에 나가는 것이 좋을까요? • 305
엄마도 악기를 배우는 것이 좋을까요? • 308
일상의 모든 물건이 정말 악기가 될 수 있나요? • 311
손뼉치기 놀이도 음악적인 자극인가요? • 314
리듬을 몸으로 익히는 간단한 훈련을 알려주세요 • 318
음악과 함께하는 바디랭귀지 실천법은 무엇인가요? • 322
음악활동의 구체적인 방법을 알려주세요 • 324

엄마가 아이에게 들려주는 행복한 음악은 자연스러워야 한다.
폼 나고 거창할 필요가 전혀 없다. 그런 화려하고 멋진 음악은 세상에 너무 많다.
아이에게는 그저 엄마의 소박하고 자연스러운 목소리와 몸짓이 필요하다.
그런 엄마의 행복한 음악을 아이는 자연스럽게 배우고,
자신의 삶에 무의식적으로 적용한다.

아이와 엄마

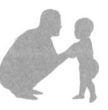

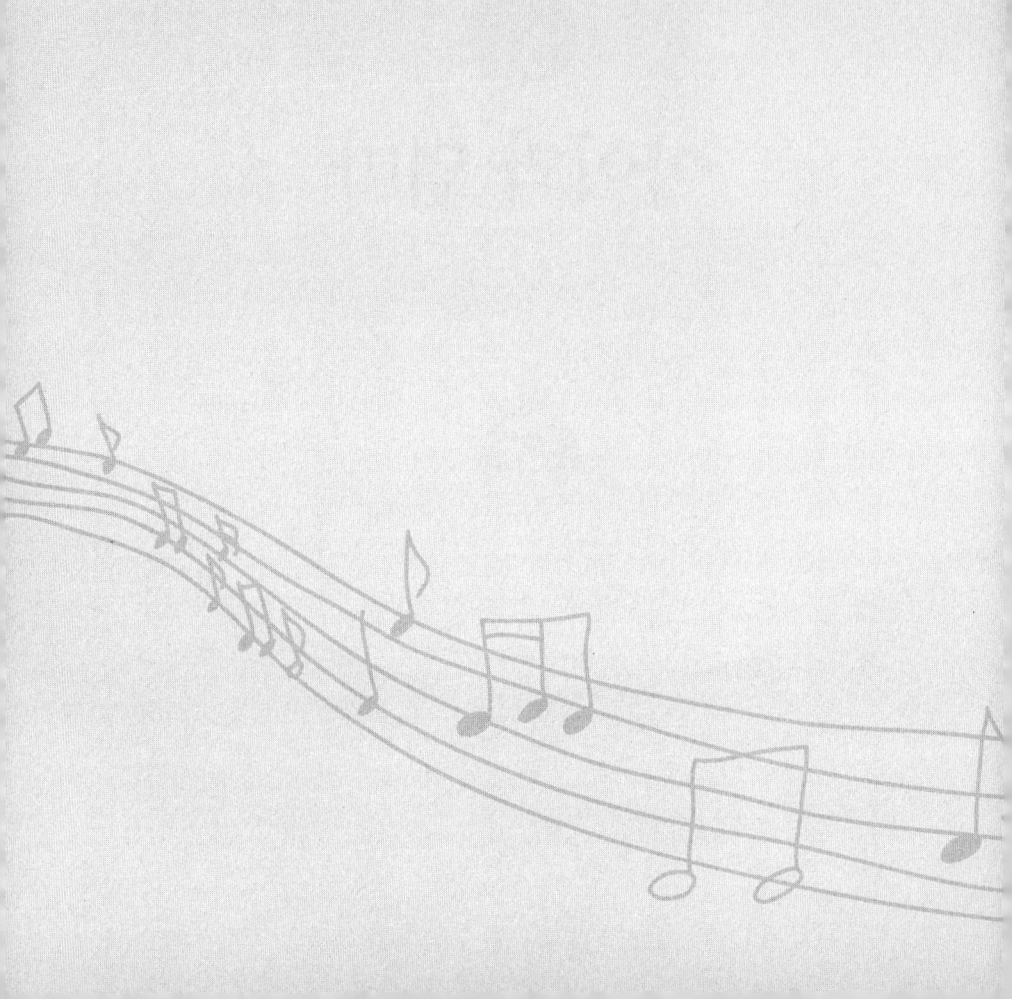

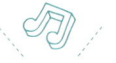

엄마의 심장박동이
아기의 인생 속도를
결정한다

임신 후 가장 감격스러운 순간은 언제일까? 아마도 아기의 심장박동 소리를 처음 들었을 때일 것이다. 사실 임신한 것을 알게 되더라도 처음에는 피부로 잘 와 닿지 않는다. 그러다 입덧이 시작될 무렵 초음파 검진으로 아기의 심장박동 소리를 듣게 되면, 내 배 속에 새 생명이 자라고 있다는 걸 실감하게 된다.

요즘에는 초음파는 기본이고, 3D 촬영이니 뭐니 해서 아기의 얼굴 윤곽까지 볼 수 있는 세상이 되었다. 그러나 화면으로 아기를 보게 되면 신기하게 느껴질 뿐, 과연 그 모습이 내 배 속 사진이 맞는지 의심스럽기까지 하다.

하지만 소리는 다르다. 물속에서 고동치는 아기의 그 심장박동 소리는 평생 잊지 못할 감격을 안겨준다. 한 생명이 내 안에 있음을 실감하기 때문이다. 아빠에게도 그건 마찬가지다. 아무리 바쁘더라도 임신한 아내를 둔 남편은 아내의 산부인과 정기 검진일에는 반드시 함께 가야 한다. 배 속 아기의 심장박동 소리는 예비 아빠에게 이제 전혀 다른 차원의 삶이 시작된다는 것을 느끼게 해주기 때문이다.

그런데 이렇게 감격스러운 순간, 우리가 쉽게 잊게 되는 사실이 하나 있다. 아기도 엄마의 심장 소리를 매일 그렇게 온몸으로 느끼고 있다는 것이다. 아기에게 엄마의 심장 소리는 온몸을 울릴 만큼 큰 소리다.

아기는 엄마의 심장 소리를 통해 엄마가 행복한지, 우울한지, 흥분했는지, 화가 났는지, 온몸으로 느낀다. 그래서 임산부는 무조건 행복해야 한다. 엄마의 심장박동이 조금만 변해도 배 속의 아기는 지진이 난 것 같은 엄청난 변화를 겪기 때문이다.

내가 처음 독일로 유학을 떠났던 1989년이 생각난다. 당시만 해도 우리나라에서는 아기 귀한 줄 몰랐다. 그러나 독일에서는 저출산이 큰 사회문제가 되고 있었다. 지하철 노약자석 표지판에는 지팡이를 든 노인과 환자를 의미하는 십자가와 더불어 배부른 임산부 그림이 등장했다. 그만큼 임산부와 아기 엄마는 귀한 몸이었다.

그때 나는 이렇게 임산부와 아기 엄마를 귀히 여기는 나라에서 아기를 낳으면 정말 행복할 거라고 생각했다. 배가 나온 임산부나 아기를 안고 있는 엄마, 유모차를 끌고 다니는 엄마에게는 누구나 최고의 배려를 해주기 때문이다.

예를 들어 임산부가 건물에 들어가려고 문 앞에 서면, 누군가가 쏜살같이 뛰어와 무거운 문을 열어준다. 그러고는 임산부가 안전하게 지나갈 때까지 문을 지키고 서 있다. 요즘 우리나라에도 이렇게 멋진 청년들이 많이 늘었다. 그런데 쑥스러워서인지 문만 열어주고는 훌쩍 가버리는 경우가 많다.

독일에서 아이를 낳아 기르고 싶다는 생각이 들게 한 가장 감동적인 경험은 지하철역에서였다. 우리나라에서 유모차를 끌고 지하철을 탄다고 한번 생각해보자. 불편한 건 말할 것도 없고, 수많은 사람의 따가운 시선을 받아야 한다. 특히 출퇴근 시간에 유모차를 끌고 지하철을 타는 일은 꿈도 못 꿀 일이다. 우리나라에서는 유모차를 혼자 힘으로 번쩍번쩍 들 수 있는, 팔뚝이 굵은 엄마만이 지하철을 이용할 수 있다. 그것도 사람이 별로 없는 낮 시간에만 가능하다.

독일 엄마들은 사정이 달랐다. 하나같이 당당하게 거리를 활보했다. 혼자서도 충분히 유모차를 들 수 있을 것 같은 건장한 체격의 엄마라도 지하철 계단 앞에 서 있기만 하면 어디선가 청년이 바로 나타난다. 그러고는 유모차를 번쩍 들어 계단 아래까지 내려다준다. 아기 엄마 혼자 계단 앞에서 어쩔 줄 몰라 하는 장면은 좀처럼 보기 어렵다.

인적이 뜸한 지하철역에서도 입구에 잠시 서 있으면 된다. 굳이 장애인용 엘리베이터를 타기 위해 돌아갈 필요도 없다. 사람들이 길게 줄 서 있을 때면, 임산부나 아기 엄마는 언제나 당당하게 맨 앞쪽으로 갈 수 있다. 예의를 차리느라 줄 꼬리에 서 있어도, 사람들이 어서 앞으로 가라고 자리를 양보한다. 이 모든 광경이 내게는 엄청난 문화충격이었다.

얼마 전 서울에서 차를 몰고 가다가 기가 막히도록 황당한 장면을 보았다. 접촉사고가 났는지 차 두 대가 서 있었고, 그 옆에 두 사람이 서 있었다. 한 사람은 젊은 임산부였고 또 한 사람은 중년 남자였다. 젊은 임산부는 고개를 푹 숙인 채 어쩔 줄 몰라 했고 남자는 연신 손가락질을 해대며 고성을 지르고 있었다.

나는 차를 세우고 내렸다. 먼저 임산부에게 괜찮은지 물었다.

그녀는 가벼운 접촉사고라 괜찮다고 했다. 나는 그녀에게 차에 타고 있으라고 했다. 그리고 그녀 대신 그 남자에게 사과하고, 보험으로 처리하자고 했다.

이상한 아줌마의 갑작스러운 등장에 그 남자는 몹시 당황해했다. 도대체 무슨 관계냐고 물었다. 나는 동네 언니라고 둘러대고 보험회사에 전화해 일단 사태를 해결했다.

임산부가 차선 변경을 하다가 뒤에 오는 차를 미처 보지 못하고 접촉사고를 낸 것이었다. 그런데 이쪽에서 본인 실수를 인정하며 먼저 미안하다고 하니, 그 중년 남자는 아주 임자 만났다는 듯 거칠게 몰아붙인 것이었다. 아직도 한국 아저씨들은 소리만 크게 치면 이기는 줄 안다.

그 남자의 차가 떠나자 임산부는 연신 고맙다고 했다. 나는 집까지 혼자 운전해서 갈 수 있는지를 물었다. 그리고 어서 남편에게 전화하고 집에 가서 쉬라고 했다.

얼마나 당황했을까? 또 배 속의 아기는 얼마나 놀랐을까? 가벼운 접촉사고에, 상대방이 잘못을 인정하고 미안하다고 하면, 아무리 화가 나도 그러면 안 된다. 더구나 임산부에게 그렇게 소리 지르면 절대 안 된다. 간단히 보험 처리하면 될 일을 가지고 그 남자는 도대체 왜 그렇게 소리를 지르며 임산부를 혼냈는지 도저히 이해할 수 없다.

　엄마의 놀란 심장박동은 천둥소리처럼 배 속의 아이를 떨게 했을 것이다. 지금도 그 남자의 얼굴이 자꾸 떠오른다. 정말 나쁜 사람이다.

　엄마의 기분이나 상태는 심장박동 소리를 통해 고스란히 배 속의 아기에게 전달된다. 그래서 임산부는 항상 즐겁고 기분 좋은 상태를 유지해야 한다. 규칙직이며 안정적인 심장박동으로 아기를 편안하게 해줘야 하기 때문이다. 편안하게 반복되는 엄마의 심장박동은 아기가 최초로 경험하는 외부자극이다. 또한 아기는 엄마의 심장박동 소리를 통해 음악이라는 인간문화를 미리 익히게 된다.

　음악에 '고정박'이라는 것이 있다. 쉽게 말해 일정한 간격을 두고 규칙적인 소리가 나는 것을 뜻한다. 음악을 익힐 때 가장 기초적이며 기본적인 것이 바로 이 고정박이다. 이 음악의 고정박을 아기는 엄마의 심장박동 소리로 익히는 것이다.

　어린아이들에게 걸음걸이와 비슷한 박자의 음악을 들려주며 음악에 맞춰 걸어보라고 하면 박자에 잘 맞춰 걷는 아이도 있고, 그렇지 못한 아이도 있다. 음악과 걸음의 박자가 서로 맞는 것을 재미있어하며 즐겁게 받아들이는 아이가 있는 반면, 음악에 맞춰 걸어야 하는 상황 자체가 스트레스인 아이도 있다. 간혹 음악과는 아무 상관없이 꿋꿋하게 자기 걸음을 걷는 아이도 있다. 이런 모습을 보며 아이가 고정박을 가졌는지 그렇지 않은지 알 수 있다. 더 나아가 아이의 성격이나 기본적인 음악성도 파악할 수 있다.

물론 고정박이 없더라도 적당한 훈련을 받으면 좋아질 수 있다. 자신에게 고정박이 있는지 궁금한 사람도 있을 것이다. 자기가 어느 정도의 고정박을 가졌는지 테스트할 수 있는 간단한 방법이 있다.

먼저 시계의 초침을 10초 정도 집중해서 본다. 그리고 다시 초침을 보면서 10초를 센다. 이제 눈을 감고 속으로 60초를 센다. 그리고 눈을 뜬 후 시계를 보았을 때 실제 60초와 어느 정도 오차가 있는지 확인해본다(이 테스트는 전자시계보다는 초침이 있는 아날로그 시계로 하는 것이 좋다. 숫자를 보는 것보다는 초침의 위치로 박자를 확인하는 것이 우리 감각에 더 익숙하기 때문이다).

만약 오차가 없다면 훌륭한 고정박을 가지고 있는 것이다. 대부분의 사람은 실제 60초보다 일찍 눈을 뜬다. 이는 우리의 평균 심박수가 1분에 70~80인 것과 연관이 있다. 눈을 감기 전 준비 단계에서 시계의 박동을 정확히 익히고, 그것을 기억하며 유지하는 능력이 필요하다. 그것이 바로 고정박이다.

음악을 전공하는 학생 중에도 고정박이 좋지 않아 고생하는 경우를 종종 볼 수 있다. 이런 학생들은 연주하기 까다로운 부분에서 점점 빨라지는 경향을 보인다. 정해진 템포대로 연주하면 실수 없이 얼마든지 연주할 수 있는데 이상하게 빨라진다.

내 후배 바이올리니스트 수진이는 어린아이들을 가르치면서 자주 고민에 빠진다. 박자를 맞춰서 연주하라는 자신의 이야기를 아이들이 왜 이해하지 못하는지, 그리고 특정 부분에서 왜 똑같은 실수를 반복하는지 도무지 알 수 없기 때문이다. 도대체 어떻게 설명해야 아이들을 이해시킬 수 있을지 답을 찾아내야만 했다.

그녀는 남편을 대상으로 여러 가지 실험을 했다. 남편은 음악에 전혀 관심이 없는 전형적인 공대 출신 남자다. 수진이는 남편에게 아무 음악이나 들려준 후, 몇 분의 몇 박자인지 맞춰보라고 했다. 남편은 4분의 3박자니, 4분의 4박자니 하는 걸 배운 기억은 있어 대충 둘러댔다. 박자를 설명하다 보니 자신의 남편에게 고정박 감각이 없다는 걸 깨닫게 됐다. 그날부터 그녀는 남편에게 고정박 훈련을 시켰다.

말이 거창해서 고정박 훈련이지, 음악에 맞춰 발을 구르거나 책상을 탁탁 두드리는 것이 전부였다. 그런데 남편은 이 간단하고 규칙적인 행동조차 몹시 어려워했다. 수진이는 누구나 쉽게 할 수 있는 일이라고 생각했던 것이지만, 어떤 이들에게는 아주 힘들 수도 있다는 걸 깨달았다.

그 후 아이들에게 "너는 왜 거기서 자꾸 빨리 연주하니?" 같은 말을 하지 않게 되었다. 대신 고정박을 익힐 수 있는 다양한 방법들을 동원해 레슨하기 시작했다. 고정박은 훈련으로 얼마든지 나아질 수 있다.

아이들은 음악의 가장 기본적인 요소라 할 수 있는 고정박을 엄마 배 속에서 처음 경험한다. 엄마의 기분에 따라 심장박동의 속도가 요동친다면 아이는 고정박을 익히는 데 어려움을 겪는다. 그렇다고 엄마 심장박동이 10개월 내내 똑같은 속도라면 그 또한 비음악적이다.

엄마는 배 속 아기에게 때로는 빠르게, 때로는 조금 느리게, 그리고 아주 편안하고 기분 좋은 심장박동 소리를 들려줘야 한다. 이것이 엄마가 아기에게 주는 첫 번째 음악 선물이다.

단순히 고정박과 관련된 아기의 음악성을 위해 이야기하는 것이 아니다. 불안한 엄마의 심장박동은 아기에게 세상을 무섭고 힘든 곳으로 느끼게 한다. 즐겁고 상쾌한 엄마의 심장박동은 세상을 아름답고 재미있는 곳이란 기분이 들게 한다. 엄마 배 속에서의 이 음악적 경험이 아기의 평생을 결정한다. 엄마의 심장박동이 아기가 앞으로 살아나갈 인생의 속도를 결정한다는 이야기다.

다시 말하지만 아기가 가장 처음 경험하는 세상의 소리는 엄마의 심장박동이다. 그러니 임산부를 불안하게 자극해서 심장박동을 불규칙하게 만드는 건 참으로 나쁜 짓이다. 임산부를 윽박지르던 그 아저씨는 반드시 벌 받을 거다!

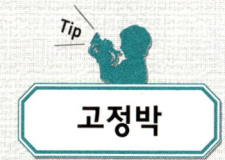

고정박

    박자에 관해 이야기할 때 '박beat'과 '박자meter'의 차이를 먼저 알아야 한다. 우선 박은 영어의 뜻처럼 '치다'라는 뜻이 있다. 우리 몸속의 심장박동이나 맥박처럼 규칙적으로 나는 소리를 박이라 할 수 있다. 이러한 박이 3개씩 혹은 4개씩 어떤 규칙에 따라 반복되면 이를 박자라고 한다. 그러니까 4분의 3박자니 4분의 4박자니 하는 용어는 바로 이 박자를 가리킨다.

    우리가 흔히 노래를 잘 못하는 사람을 두고 "그 사람은 음정 박자가 정확하지 않다"고 한다. 여기서 박자는 앞서 설명한 그 박자meter가 아니고 리듬을 뜻한다. 우리말에서는 박과 박자, 그리고 리듬이 상황에 따라 혼용되는 경향이 있다.

박자가 정확하려면 먼저 속으로 규칙적인 박을 셀 수 있는 능력이 있어야 한다. 이를 '고정박'이라 한다. 이 고정박은 우리 몸 안에 선천적으로 내재되어 있는 기능이다. 이 기능을 어려서 많이 활용하면 타고난 만큼 활성화되고, 적게 활용하면 어느 순간부터 도태되기 시작한다.

고정박을 이용해서 음악이 갖고 있는 박을 맞추다 보면 어느 순간 규칙이 있는 것을 알게 된다. 이를 통해 지금 듣고 있는 음악이 4분의 3박자 곡인지 4분의 4박자 곡인지 깨닫게 되는 것이다. 이렇듯 고정박을 느끼면서 음악을 듣다 보면 어떤 박에 좀 더 무게감이 실리는지를 감각적으로 느끼게 되는데 이것이 바로 '무게감 리듬'이다(무게감 리듬에 대해서는 뒤에서 자세히 다룰 것이다).

무게감 리듬까지 알게 되면 드디어 '마디' 개념이 생긴다. 왜냐면 이 무게감이 있는 박이 간격을 두고 규칙적으로 등장하기 때문이다. 그 규칙이 반복되는 기본 단위가 바로 '한 마디'인 것이다.

여기까지 할 수 있다면 어느 날 '아, 그래서 이 음악을 3박자 곡이라 하는구나!'라고 깨닫게 된다. 이 수준만 되어도 음악감상의 또 다른 차원을 경험할 수 있다. 한마디로 고정박을 가지고 박을 셀 수 있어야 박자를 알 수 있다는 이야기다.

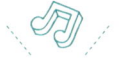

배 속의 아기를 위해
음악을 틀어주지 마라

 오랜 시간이 흘렀지만 아직도 생생하게 기억난다. 머리가 물속에 잠겼을 때 내 귀에 울리던 그 소리들! 초등학교 1학년 때 나는 엄마 손에 이끌려 수영을 배우러 갔다가 물속에서 나는 소리를 처음 느꼈다.

 물속이 그렇게 시끄러운 줄은 꿈에도 몰랐다. 수영을 가르치는 선생님은 턱을 더 당기라고, 겁먹지 말고 힘을 빼라고, 큰 목소리로 말하고 있었다. 그러나 내게는 그 소리가 거의 들리지 않았다. 내 귓속에는 그저 윙윙하는 소리와 뽀글뽀글 물방울 소리만 가득했다.

 양수로 둘러싸인 엄마 배 속의 아기는 내가 수영을 처음 배울 때 들었던 그런 소리를 듣고 있을 것이다. 바깥에서 들려오는 소리는 아주 작은 웅성거림으로, 양수 안의 소리는 아주 요란하게.

그렇게 보면 배 속에 있는 아기에게 모차르트의 교향곡을 들려주면 머리가 좋아진다는 주장은 상당히 의심스럽다. 양수를 통해 전달되는 엄마의 심장박동이나 목소리가 훨씬 더 크기 때문이다. 물론 모차르트의 음악을 통해 엄마의 심장박동이 편안해져 아기에게 좋은 영향을 줄 수는 있다(이 '모차르트 효과'의 문제점에 대해서는 나중에 더 자세히 설명하겠다).

엄마 배 속의 아기가 소음으로 듣지 않고 의미 있는 소리로 인식할 수 있는 것은 엄마의 목소리가 유일할 것이다. 그러나 엄마 배 속에서 아기가 듣는 엄마의 목소리는 태어난 후에 듣는 엄마 목소리와는 질적으로 다르다. 엄마의 성대가 아니라 엄마의 몸통을 울려 나는 소리기 때문이다.

이 소리는 바깥에서 들려오는 소리보다 훨씬 더 잘 들린다. 아기와 엄마는 같은 몸이기 때문이다. 뿐만 아니라 엄마의 목소리는 양수에 미묘한 진동을 일으키면서 전해진다. 이렇게 아기가 온몸으로 듣는 엄마의 목소리는 단순한 목소리 이상의 것을 전달한다.

내가 직접 실험을 해봤다. 물속에 있으면 바깥의 소리가 어떻게 들리는지 확인하고 싶었다. 여기서 나는 사람의 목소리보다는 음악이 훨씬 더 잘 들릴 것이라는 가설을 세웠다.

나는 물속에 머리를 깊이 담갔다. 실험을 돕는 연구원들이 밖에서 온갖 소리를 냈다. 큰 목소리로 말하거나 노래를 불렀고 악기를 연주하기도 했다. 현악기, 관악기, 타악기 등 다양한 악기 소리를 들려줬다.

내 예상이 맞았다. 사람의 말보다 음악이 훨씬 더 선명하게 들렸다. 뿐만 아니라 음정이 빠르게 변하는 음악보다는 박자가 느리고 서정적인 멜로디의 음악이 훨씬 더 잘 들렸다. 타악기 소리는 좀 특이했다. 들린다기보다 느껴졌다는 표현이 더 맞을 것이다. 큰 북이 둥둥둥 울리면 물속에 파동이 만들어져 온몸으로 전달되는 느낌이었다. 다른 연구원들의 경험도 나와 마찬가지였다.

이 실험의 결론은 이렇다. 배 속의 아기에게 클래식 음악을 들려주는 것보다는 이야기를 들려주는 것이 좋고, 이야기하는 것보다는 노래하는 것이 훨씬 더 훌륭한 태교라는 것이다. 태교를 한다고 클래식 음악을 틀어주는 임산부들이 많다. 물론 나쁘지 않다. 그러나 클래식 음악을 듣는 방식의 태교는 엄마의 정서적 안정을 통해 아기에게 간접적인 영향을 미칠 뿐이다.

배 속의 아기와 이야기 나누는 것을 '태담'이라 한다. 사실 내가 임신했던 시절에는 들어보지 못한 단어다. 임신과 출산이 한 개인이나 가정뿐 아니라 사회 전체에 중요한 일이기에 태담과 같은 좋은 태교 방법들이 사람들 사이에 화제가 되는 것이라 생각된다.

태담이라 해서 뭐 그리 대단한 건 아니다. 엄마 배 속의 아기와 이야기하는 것이다. 엄마와 아빠는 배 속의 아기에게 시를 낭송해주거나 동화책을 읽어준다. 도란도란 다정한 대화를 나누기도 한다. 엄마 목소리보다 자신의 목소리가 안 들릴까봐 걱정하는 아빠들은 청진기처럼 생긴 도구를 엄마 배에 대고 이야기한다.

서점의 육아 코너에는 아기와 이야기를 나누고 싶지만 무슨 말을 해야 할지 모르는 예비 부모들을 위한 태담집까지 나와 있다. 아기와 나눌 이야기 소재를 모은 것으로, 예비 부모들이 매일매일 읽어주기만 해도 하루에 30분씩 배 속의 아기와 이야기를 나눌 수 있다.

예비 부모는 항상 아기에게 무언가를 들려주고 싶어 한다. 그런데 태어나지도 않은 아기에게 막상 해줄 수 있는 일이 별로 없다. 그러다 보니 청진기 같은 도구도 사고 책도 산다.

그러나 뭔가 이야기해줘야 한다는 의무감으로 하는 태담보다는 엄마가 직접 노래해주는 것이 훨씬 더 효과적인 태교다. 아기는 엄마의 노래를 온몸으로 듣기 때문이다. 물론 아빠가 같이 노래를 부르면 더 좋다. 아빠의 노래는 엄마의 마음을 통해 아기에게 전달된다.

그럼 무슨 노래를 불러줘야 할까? 최신 동요보다는 오래전부터 누구나 들어왔던 노래를 들려주는 게 좋다. 옛날 우리 할머니가 어머니에게 불러주고, 어머니가 우리에게 들려주었던 그 노래들 말이다. 구전 동요는 수십 년, 수백 년 동안 문화적으로 검증된 노래기 때문이다.

요즘 아이들은 의외로 이런 노래를 잘 모른다. 어떤 아이들은 외국 동요 〈반짝반짝 작은 별 twinkle twinkle little star〉은 영어로 부를 줄 알면서도 〈둥근달〉은 모른다. 어릴 때 "달 달 무슨 달 쟁반같이 둥근달" 하고 노래 불러보지 않은 사람이 몇이나 될까? 그런데 요즘 아이들은 미국의 '별 노래'를 배우느라 우리나라의 '달 노래'를 부를 시간이 없다.

예비 부모라면 제일 먼저 동요집을 준비해보자. 아기에게 매일 다른 노래를 불러줘야 한다는 부담은 가질 필요 없다. 오늘 선택한 노래를 끝까지 불러야 한다는 생각도 버리자. 떠오르는 만큼 불러주고, 다음 날 다시 불러줘도 된다. 매일 부르고 싶은 노래가 있다면 매일 불러주고, 별로 마음에 들지 않는 노래는 부르지 않아도 된다.

그렇게 자연스럽고 부담 없이 떠오르는 대로 아기를 위해 노래를 불러주자. 만약 알고 있는 동요가 많지 않다면 틈날 때마다 한 곡씩 배워보자. 이렇게 노래를 배우면 아기가 태어난 후에도 불러줄 수 있다. 부모와 아기가 함께 아는 노래가 많아지면 질수록 행복해진다.

간혹 배 속의 아기에게 동요를 들려주겠다며 CD플레이어를 틀어주는 경우가 있다. 하지만 CD에 녹음된 노래보다는 엄마가 직접 불러주는 노래가 아기를 훨씬 더 행복하게 한다. 양수에 들어 있는 아기에게 바깥의 CD 음악보다는 리듬과 멜로디가 살아 있는 엄마의 목소리가 훨씬 더 잘 전달되기 때문이다. 아기는 양수의 파동을 통해 온몸으로 엄마의 노래를 듣는다.

부부가 머리를 맞대고 어린 날의 추억을 더듬어보자. 그때 어떤 노래를 불렀지? 당신도 이 노래를 알고 있어요? 이렇게 부부가 기억을 떠올리며 노래를 찾아내고 함께 부르다 보면, 노래와 연관된 서로의 어린 시절 추억도 한 보따리 나올 것이다.

처음에는 서로의 어설픈 노래 때문에 웃음이 터질 수도 있다. 또 어떤 날은 동요의 가사를 놓고 자기 기억이 옳다며 옥신각신할 수도 있다. 동요 덕에 이야깃거리도, 웃을 일도 많아진다. 아기뿐 아니라 부부 역시 아주 재미있고 유익한 시간을 보낼 수 있는 것이다.

이보다 더 좋은 태교가 없다. 그렇게 나눈 이야기를 육아일기 한쪽에 기록하면 우리 아기만을 위한 훌륭한 동요집이 된다. 아기의 손발이 조금씩 자라고 엄마의 배가 둥근달처럼 불러오면, 예비 부모의 동요 창고도 한층 풍성해질 것이다.

이런 것을 '문화적 기억'이라고 한다. 엄마가 반복해서 들려주는 노래를 통해 배 속의 아기는 태어날 때부터 이미 풍요로운 문화적 기억을 갖고 태어난다. 입고 먹고 자는 것은 누구나 똑같겠지만, 아기의 내면은 질적으로 다른 차원의 삶을 살게 된다는 말이다.

혹시 노래를 잘 못해서 아기의 음악성에 좋지 않은 영향을 미칠까 걱정하는 엄마들을 가끔 본다. 전혀 그렇지 않다. 아무리 음악적으로 엉터리라고 해도 엄마의 노래는 CD에서 나오는 세계 최고의 소프라노 노래보다도 훌륭하다. 다시 말하지만 배 속의 아기는 온몸으로 엄마의 노래를 듣는다.

결론은 아주 간단하다. 엄마들이여, 무조건 노래하라!

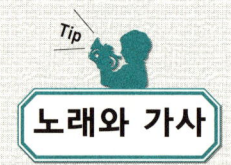

노래와 가사

　노래의 멜로디와 가사, 어느 쪽이 더 중요할까? 물론 가사와 멜로디 모두 중요하다. 하지만 작곡되는 과정에서 어느 한쪽으로 조금씩 기울 수는 있다. 예를 들어 멜로디를 먼저 작곡하고 이 멜로디에 맞는 노랫말을 생각한 경우라면 멜로디가 더 중요하다. 반대로 노랫말이 될 시를 먼저 완성하고 이 시에 음악을 붙였다면 가사가 더 중요할 것이다.

　슈베르트Schubert, 1797~1828의 독일 가곡은 당대 유명한 시인의 시에 음악을 붙인 것이다. 슈베르트의 경우 시에 맞는 음악을 작곡하느라 노래의 멜로디뿐 아니라 피아노 반주부까지 전적으로 시의 내용을 중심으로 표현하고 있다. 슈베르트를 '가곡의 왕'이라 부르는 이유는 단순히 가곡을 많이 작곡했기 때문이 아니라, 그가 작곡한 멜로디와 시가 완벽한 조화를 이루었기 때문이다.

슈베르트 이전의 가곡들은 그저 시의 어절에 맞는 아름다운 멜로디와 그 멜로디를 반주하는 단순한 화성 진행이 대부분이었다. 슈베르트의 작곡을 통해 독일 가곡은 독일을 대표하는 예술로 승화될 수 있었다. 이런 역사적 변화 과정을 통해 살펴보면, 슈베르트 이전에는 시가 더 중요했고 슈베르트 이후에는 음악과 시가 똑같이 중요해졌다고 말할 수 있다.

음악을 듣는 입장에 따라 상황은 또 달라진다. 작곡가의 이런 의도와 상관없이 개인차가 있다는 말이다. 우리 아이들에게도 이 차이가 나타난다. 엄마를 따라다니며 음악에 많이 노출되고, 이중언어권에서 자라느라 언어발달이 조금 늦었던 우리 큰아이는 노래를 들으면 멜로디를 먼저 익히고, 나중에 가사를 끼워 맞추는 경향을 보였다. 반면 상대적으로 음악적 노출이 적고 한국어에 능숙했던 작은아이는 멜로디는 아무 음정이나 지어 부르면서도, 가사와 리듬은 정확하게 부르곤 했다. 같은 부모에게서 태어났지만 환경에 따라, 아이의 선천적 기질에 따라 전혀 다른 양상을 보이는 것이다.

아이가 노래의 가사를 집중해서 듣는지, 아니면 멜로디를 집중해서 듣는지를 시험해보는 방법은 간단하다. 아이 앞에서 가사 없이 노래를 흥얼거려보면 된다. 전문용어로는 보칼리제vocalise(가사 없이 모음으로 부르는 노래)라고 하고, 우스갯소리로는 '경음악'이라고 한다.

 가사로 불렀을 때와 다름없이 노래에 귀 기울여 듣는다면 멜로디에 집중하는 타입이고, 노랫말이 없다고 이상하다는 반응을 보이면 가사에 집중하는 타입이다. 아이의 이런 성향을 잘 알고 있다면 아이에게 들려줄 노래를 선곡할 때 도움이 된다.

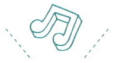

엄마의 손길을
기억하는 아이는
불안해하지 않는다

 카톡의 이모티콘 중에 '토닥토닥'이라는 것이 있다. 우울한 일이 있을 때 친구들이 보내주는 이 이모티콘만으로도 참 많은 위로가 된다. 그저 의태어에 불과한 토닥토닥이라는 단어에 이토록 미묘한 힘이 있는 까닭은 뭘까? 내 맘을 알아주는 엄마의 손길을 뜻하기 때문이다.

 어린 시절, 내가 울 때마다 엄마는 그렇게 토닥토닥 등을 두드려줬다. 그 위로의 토닥토닥이 오십을 바라보는 나이에도 여전히 따뜻하게 기억나는 것은 내가 온몸으로 느꼈던 리듬이었기 때문이다.

 유학시절 애 키우던 이야기다. 대부분의 유학생들은 스스로 아기 키우는 법을 배워야 한다. 한국에 있으면 친정엄마나 시어머니, 주위 선배들로부터 애 키우는 법을 자연스럽게 배울 수 있다. 그러나 유학생들은 그저 시행착오로 아기를 키운다.

우리도 마찬가지였다. 애 키우는 모든 방법을 스스로 익혀야 했다. 아기가 울면 젊은 엄마아빠도 어쩔 줄 몰라 하다가 결국 아기를 따라 울기도 한다. 초보 엄마아빠가 육아와 관련해서 아는 거라곤 오직 아기를 흔들어주는 것뿐이었다.

아기가 짐들었다 싶어 슬그머니 내려놓으면 아기는 바로 알아채고 또 울었다. 다시는 안 속겠다는 듯 아주 지독하게. 도대체 이 애가 내 자식이 맞나 싶을 정도로 얄미웠다. 다른 초보 엄마아빠들처럼 나와 남편도 번갈아가며 밤새 아기를 흔들어댔다. 교대로, 그것도 서로 울면서.

당시 내가 다니던 한인교회에는 오래 전 간호사로 취업이민 온 분들이 많았다. 그분들은 이런 유학생 초보엄마들에게 아주 오래된 육아법을 가르쳐줬다. 어느 날, 아기가 예배 중에 갑자기 울음이 터졌다. 우리는 어쩔 줄 몰라 하며 아기를 또 흔들어대기 시작했다. 앉았다 섰다를 반복했다. 아기는 서서 흔들 때는 가만히 있다가 앉기만 하면 죽어라 하고 울었다. 아기도 우리도 도무지 어찌할 바를 몰랐다.

보다 못한 어느 아주머니가 아기를 받아 안았다. 그러고는 토닥토닥 천천히 등을 두드려줬다. 아기는 그 아주머니 어깨에 머리를 살포시 얹더니 어느새 스르르 잠이 들었다. 어쩔 줄 몰라 허둥대던 초보 아빠엄마와 보낸 시간이 참으로 피곤했던 모양이었다. 이 경험을 통해 나는 참 많은 것을 깨달았다. 초보 엄마아빠가 안절부절못하며 흔들어대면 아기는 도대체 어떤 기분을 느낄까? 편안했을까, 불안했을까?

몸으로 전달되는 감정은 참으로 신기하다. 전혀 말하지 않아도 그저 몸의 움직임을 보는 것만으로 상대방의 정서나 감정이 그대로 전달된다. 불안한 사람 옆에 있으면 바로 피곤해지는 이유도 그 때문이다. 한 사람이 다리를 떨면 그 주변이 다 불안해지는 것도 마찬가지다.

아기도 예외가 아니다. 일단 신체적으로 무척 피곤해진다. 엄마아빠가 느끼는 심리적 불안을 그 작은 몸으로 고스란히 전달받고 있기 때문이다. 아기는 자기를 안아주는 사람의 마음이 편안한지 불안한지 온몸으로 감지할 수 있다.

우리 아기의 등을 토닥여준 그 아주머니의 손은 느리지만 적당한 무게감이 있고, 무엇보다 부드러웠다. 초보 엄마아빠 품에 있는 동안 몸도 마음도 지쳐버린 아기는 그 편안한 손길에 스르르 눈을 감았을 것이다.

　울고 있는 아기를 달랠 때는 편안한 느낌으로 토닥이기가 사실 참 어렵다. 아기가 도대체 왜 우는 거지? 뭘 어떻게 해야 하지? 머릿속이 수많은 물음표로 가득 차 있어 엄마도 많이 놀라고 긴장한 상태기 때문이다.

　아기를 안고 달래보려 이리저리 흔들어대지만 그럴수록 엄마의 신상삼은 더해시고, 이런 심리상태는 엄마의 몸동작을 통해 고스란히 아기에게 전달된다. 엄마가 흔들수록 더 불안해지는 것이다. 유학시절 그때 그 아주머니의 토닥토닥에는 이런 불안과 긴장이 없었다. 그저 갓난아기가 귀엽고, 아기 엄마가 불안해하는 게 안쓰러웠을 따름이었다.

　이렇게 난감한 상황에서 젊은 엄마의 긴장과 흥분을 가라앉힐 수 있는 한 가지 방법이 있다. 속으로 약간 느린 박자의 노래를 부르면서 그 박자에 맞춰 아기를 토닥이는 것이다. 여전히 마음이 콩닥콩닥 뛰겠지만, 속으로 부르는 느린 노래 덕분에 조금씩 안정감을 찾을 수 있다. 잊지 말아야 할 가장 중요한 한 가지는 엄마가 먼저 안정되어야 아기도 안정된다는 사실이다.

어릴 때 피아노 학원에서 경험한 일이다. 원생들이 그동안 연습해온 피아노 실력을 뽐낼 연주회가 열렸다. 객석에는 우리의 연주에 귀 기울여줄 많은 관객이 있었다. 연주회 시간이 다가오자 무대 뒤가 어수선해지기 시작했다.

자기 차례를 앞두고 긴장한 아이들이 하나둘 이상한 소리를 냈다. 가쁜 호흡으로 푸푸 숨을 몰아쉬는 아이도 있고, 다리를 달달 떠는 아이도 있었다. 자리에 앉지 못하고 안절부절 돌아다니는 아이도 있었다. 나름 강심장이라고 태연한 척하던 나도 덩달아 떨리기 시작했다.

그때였다. 원장 선생님이 무대 뒤로 와서 우리를 한곳에 모았다. 다 함께 작은 소리로 〈고향의 봄〉을 부르라고 했다. 노래의 처음 부분은 제대로 부를 수가 없었다. 하지만 노래가 끝나갈 무렵에는 조금씩 마음이 안정되고 있었다. 노래가 끝난 후 원장 선생님이 이야기했다.

"객석에 계신 분들은 모두 우리 부모님이야. 우리가 실수한다고 해도 혼내지 않으신단다. 잘 이해해주시고 예쁘게 봐주실 분들이야. 우리 침착하게 연습할 때처럼만 하자!"

원장님은 아이들의 등을 한 명씩 토닥여주고 나갔다. 그때 그 손길이 얼마나 따뜻하고 편안했는지, 지금도 잊을 수가 없다.

그날 이후, 나는 연주를 앞두고 긴장감을 누그러뜨리기 위해 꼭 〈고향의 봄〉을 불렀다. 어떤 때는 조용히 속으로 불렀고, 또 어떤 때는 화장실에서 크게 소리 내어 불렀다. 그리고 노래가 끝나면 양팔을 교차해 내 어깨를 스스로 토닥여줬다. 그때 그 원장 선생님을 기억하면서. 그러다 보면 요동치던 마음이 어느새 차분해진다.

아기를 토닥거릴 때나 자신을 토닥거릴 때 어울릴 만한 차분한 노래를 한두 개 정도 연습해둘 필요가 있다. 자장가나 동요도 좋고, 가요나 팝송도 좋다. 따뜻한 느낌의 차분한 노래면 다 괜찮다. 그리고 그 노래의 리듬에 맞춰 아기를 토닥여보자. 아기와 엄마는 어느새 하나가 되어 그 토닥임에 위로를 받는다.

엄마 배 속에서 들었던 엄마의 심장박동 소리가 아기 일생의 속도를 결정한다면, 엄마 품 안에서의 토닥토닥은 아기에게 앞으로 닥쳐올 미래의 불안을 이길 힘이 된다. 외롭고 힘들고 견디기 힘든 상황에서 그 어떤 말도 위로가 되지 않을 때, 아이가 마지막으로 기억하고 힘을 얻을 수 있는 것은 바로, 엄마의 그때 그 토닥토닥이기 때문이다.

엄마의 그 토닥토닥을 몸으로 기억하는 아이는 그 어떤 불안한 상황도 헤쳐나갈 힘이 있다.

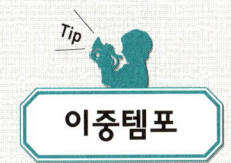

이중템포

    템포에 대해 흔히 오해하고 있는 부분이 있다. 예를 들어 악보에 16분음표가 많으면 빠른 곡일 것이라 생각하거나, 반대로 2분음표가 많으면 느린 곡이라 생각하는 것이다. 사실상 템포는 연주되는 음표와는 아무 관계없다.

    템포를 느끼는 것은 규칙적인 '펄스pulse'가 얼마나 자주 생기는가에 따라 정해진다. 펄스란 우리 몸의 맥박처럼 음악의 생명력을 느끼게 하는 규칙적인 느낌을 뜻한다. 원래 의학용어지만 음악의 규칙적 박을 말하는 '비트'와 구별하기 위해 사용한다.

    하나의 비트가 하나의 펄스일 수도 있고, 여러 개의 비트가 모여 하나의 펄스가 될 수도 있다. 얼마나 자주 펄스를 느끼는지에 따라 음악이 빠르다고 느낄 수도 있고, 느리다고 느낄 수도 있다는 말이다. 이는 악보가 어떻게 그려졌느냐의 문제가 아니라 연주하는 사람이 얼마나 많은 음을 하나의 펄스로 느끼게 연주하느냐의 문제다.

예를 들어 설명하면 좀 더 쉽게 알 수 있을 것이다. 우리가 잘 아는 노래 중에 프랑스의 음악가 구노Gounod의 〈아베마리아〉가 있다.

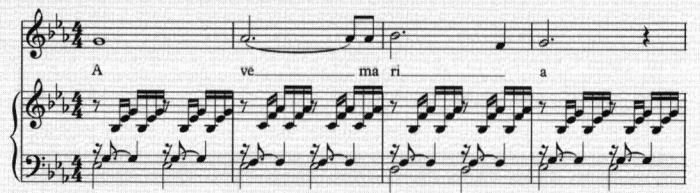

이 곡은 잘 알려진 대로 바흐Bach의 프렐류드prelude(전주곡) 위에 구노가 성악성부의 멜로디를 작곡한 곡이다. 이 곡은 어느 성부에 집중해서 듣느냐에 따라 펄스가 다르게 느껴진다. 혹은 연주자가 어떻게 연주하느냐에 따라 다르게 느껴진다.

16분음표 네 개씩을 묶어 하나의 펄스로 느끼게 될 경우, 한 마디에 네 번의 펄스를 느낀다. 심한 경우 16분음표 두 개씩 묶어 한 마디에 여덟 번의 펄스를 느낄 수도 있다. 하지만 멜로디 라인에 집중해서 들으면 한 마디에 두 개의 펄스를 느끼는 것이 가장 적당하다.

구노의 아베마리아 멜로디를 레가토 legato(이어 부르기)로 잘 연결하려면 중간에 방해하는 펄스 없이 부를 수 있어야 한다. 그러니까 성악가가 한숨에 부르고자 하는 분량 안에서 반주부는 최대한 한 펄스로 느껴져야 한다. 그럼에도 불구하고 반주부의 기본 리듬은 16분음표이니, 긴 펄스와 짧은 펄스가 공존하게 된다.

이런 이유로 같은 악보임에도 연주하는 사람에 따라 느리지만 편안하게 들릴 수도 있고, 적당한 템포인 것 같은데도 어딘지 불안하게 들릴 수도 있다. 하나의 음악 안에서도 한편으론 빠른 듯하고 한편으론 느리게 들리는 이런 현상을 나는 '이중템포 doppeltes tempo'라고 한다.

음악에 이런 이중템포가 있다는 것을 잘 안다면 엄마가 아기를 토닥토닥해줄 때 어떤 느낌이어야 하는지 좀 더 세심하게 알 수 수 있다. 엄마의 손길을 통해 아기가 받는 느낌이 마치 우리가 음악을 듣고 느끼는 것처럼 느리지만 편안할 수도, 적당한 템포지만 불안할 수도 있다.

엄마의 목소리가
가장 위대한 음악이다

　음악을 즐길 줄 아는 엄마, 노래를 즐겨 부르는 엄마가 키운 아이의 미래는 그렇지 않은 아이와 크게 달라진다. 행복하게 살 줄 안다는 이야기다. 음악은 인생을 즐겁게 만드는 가장 훌륭한 기술이기 때문이다.

　여기서 말하는 음악이란 전문가 수준의 악기 연주 실력이나 노래 실력을 뜻하는 것이 아니다. 라디오에서 노래가 흘러나오면 멜로디를 따라 흥얼대고, 가끔 리듬에 맞춰 몸을 흔들 줄 아는 정도를 말하는 것이다. 한번 생각해보라. 지난 일주일 동안 몇 번이나 콧노래를 흥얼댔는가? 도대체 몇 번이나 몸을 즐겁게 흔들어봤는가? 별로 기억나지 않는다면 당신은 행복한 사람이 아니다.

엄마가 아이에게 들려주는 행복한 음악은 자연스러워야 한다. 폼 나고 거창할 필요가 전혀 없다. 그런 화려하고 멋진 음악은 세상에 너무 많다. 아이에게는 그저 엄마의 소박하고 자연스러운 목소리와 몸짓이 필요하다. 그런 엄마의 행복한 음악을 아이는 자연스럽게 배우고, 자신의 삶에 무의식적으로 적용한다.

언제부턴가 사람들이 노래를 부르지 않는다. 노래방 화면에 가사가 나와야만 노래를 한다. 사는 게 즐겁고 기쁠 때, 자연스럽게 나오는 노래가 진짜다. 노래가 사라졌다는 것은 사는 게 하나도 안 즐겁다는 이야기다. 그래서 사람들은 노래방에 간다. 억지로라도 노래를 불러야 행복해질 것 같기 때문이다. 그러나 그런 노래방 노래는 가짜다.

예전엔 여행을 가면 젊은 대학생들이 삼삼오오 모여 함께 노래하는 모습을 자주 볼 수 있었다. 반주가 없어도 노래 부르기를 어려워하거나 어색해하지 않았다. 물론 기타를 한 대 가져온 친구가 있을 때는 더 신나고 행복하게 노래를 불렀다. 노래 좀 한다 하는 친구들은 화음도 자연스럽게 넣곤 했다.

그러나 요즘은 무반주로, 혹은 잔잔한 기타 반주에 맞춰 노래를 부르는 모습들을 더는 볼 수 없게 되었다. 일단 노래가 부르고 싶어도 도무지 가사가 기억나지 않는다. 분명 자주 불렀는데 어째서 가사를 잊은 걸까? 노래방 기계가 타이밍에 맞춰 가사를 알려주기 때문이다. 굳이 가사를 외우고 있어야 할 이유가 없다.

뿐만 아니다. 노래방 기계의 반주에 맞춰 노래 부르던 사람은 반주 없이 노래 부르는 것이 굉장히 부담스럽다. 마이크도 있어야 하고 목소리에 에코도 넣어야 한다. 화려한 조명이 빙글빙글 돌아가고, 스피커에선 베이스 소리가 쾅쾅 울려야 분위기도 뜨거워진다. 그러니 점점 노래는 노래방에서만 부르는 것이 되어버렸다.

얼마 전, 신문기사에서 '디지털 치매'에 관한 기사를 읽었다. 요즘은 스마트한 기기들이 우리 가족의 전화번호며 생일, 하루 일정 등을 나 대신 기억해준다. 그리고 필요한 순간에 알아서 알려준다. 이런 스마트한 기계들 때문에 현대인들은 정말 기억해야 할 중요한 것들을 새카맣게 잊고 살아간다.

나만 해도 그렇다. 누가 갑자기 가족의 전화번호를 물으면 더듬거린다. 일주일에 몇 번씩 통화하는 친한 친구의 전화번호도 외우지 못한다. 약속 시각에 늦었는데 갑자기 휴대전화가 방전되면 정말 큰일이다. 먼저 와서 기다리고 있을 친구에게 도무지 알릴 방법이 없다.

친구들과 대화하는 중에도 황당할 때가 있다. 내용은 어느 정도 기억하면서 그 이야기에 등장하는 사람 이름이나 장소가 명확하게 떠오르지 않는 것이다. 예전에는 이런 건 억지로라도 기억해내야 치매에 안 걸린다며 기억하려고 애썼고, 제일 먼저 떠올린 친구를 모두가 칭찬하곤 했다. 그런데 이제는 뭔가를 기억하려는 욕구 자체가 사라졌다. 검색하면 다 나오기 때문이다.

연관검색어가 우리의 기억력을 더 망가트린다. 찾아야 할 단어가 생각나지 않아도 인터넷 창에 비슷한 단어를 검색하면 내가 찾는 단어가 포함된 연관어가 바로바로 뜬다. 어느 연예인 이름이 기억나지 않으면 그 연예인의 특징, 예를 들면 '눈 사이가 가깝고, 깐죽거리는 개그맨'을 치면 그 '신 모' 개그맨 이름이 바로 뜬다. 머리를 쥐어짤 필요 없이 손가락 몇 번만 움직이면 원하는 결과를 얻는다. 그 탓에 기계는 점점 똑똑해지고, 사람은 점점 바보가 되어 간다.

얘기가 좀 멀리 돌아왔지만, 요는 노래방 반주 없이 노래 부른 적이 도대체 언제였느냐는 것이다. 아이 키우는 엄마도 마찬가지다. 엄마들은 자기 목소리로 동요를 부르기보다 기계의 도움을 받는 데 더 익숙하다. 집에서는 컴퓨터, 밖에서는 휴대전화에 저장

된 동요를 아이에게 들려준다. 그저 재생 버튼만 누르면 된다.

그러나 아이의 육아에 정작 필요한 것은 엄마가 직접 불러주는 노래다. 음악으로 연결되는 엄마와 아기의 상호작용은 배 속에서 듣던 엄마의 심장박동, 엄마의 품 안에 있을 때 토닥여주던 엄마의 손길을 거쳐 엄마가 불러주는 노래로 이어지기 때문이다.

어떤 엄마들은 시중에 아이들을 위한 훌륭한 동요 CD가 많은데, 꼭 엄마가 직접 노래를 불러야 하느냐고 물을지도 모른다. 노래 실력에 자신 없는 엄마들이 이런 질문을 종종 한다. 하지만 아이들이 노래를 CD로 듣느냐 엄마의 목소리로 듣느냐는 생각보다 큰 차이가 있다.

아이의 잠자리에서 동화책을 읽어주면 정서발달에 좋다는 것은 누구나 안다. 의욕에 가득 찬 엄마들은 처음에는 성대모사를 하기도 하고, 실감 나는 효과음도 넣어가며 정성껏 동화책을 읽어준다.

그러다 어느 날부터 목이 아프거나 귀찮다는 생각이 들기 시작하면 CD를 틀어놓고 성우들이 연기하는 동화를 들려준다. 사실 좋은 효과음이나 전문적인 성우 연기는 엄마의 서투른 목소리보다 훨씬 화려하게 들린다. 처음에 아이들은 호기심을 갖고 듣는다. 그러나 얼마 안 가 녹음된 동화를 지루해한다. 자신의 반응과는 아무 상관이 없기 때문이다. 일방적이라는 이야기다.

엄마가 들려주는 동화는 다르다. 단순히 동화를 들려주는 게 아니다. 아이와 엄마가 서로 상호작용하는 것이다. 아이의 반응에 따라 바로바로 엄마의 목소리가 달라지고, 말하는 속도도 달라진다. 아이나 엄마나 서로 한눈을 팔 수 없다. 그만큼 상호작용의 밀도가 높은 것이다.

엄마와의 이런 상호작용은 그 어떤 기계로도 대신할 수 없다. 실제로 아이들은 엄마나 아빠가 직접 읽어준 동화를 훨씬 더 잘 기억한다. CD 동화를 여러 번 반복해 들었을 경우에 CD 동화를 더 잘 기억하는 경우가 있을 수는 있다. 그렇지만 재미있다고 생각하는 동화나 좋아하는 동화를 꼽으라고 하면 단연 부모가 직접 읽어준 동화를 꼽는다.

노래도 마찬가지다. 아이는 엄마가 직접 불러주는 노래를 더 좋아한다. 오직 자기만을 위해 불러주는 노래인 것을 알기 때문이다.

함께 놀이를 할 수 있을 만큼 아이가 자라면, 노래를 자연스럽게 놀이에 포함시키는 게 좋다. 노래로 인해 놀이의 양상이 질적으로 달라지기 때문이다. 예를 들어, 아이가 나무조각을 놓고 기차라며 칙칙폭폭 하고 놀면, 곁에서 엄마는 이렇게 기차와 연관된 노래를 불러준다.

"기찻길 옆 오막살이 아기아기 잘도 잔다. 칙-폭 칙칙폭폭 기차 소리 요란해도 아기아기 잘도 잔다."

[아기아기 잘도 잔다]는 노래가사를 듣고 아이는 이제 인형이 잔다고 이야기한다. 그러면 이번에는 자장가를 불러준다.

"우리 아기 착한 아기 소록소록 잠든다. 하늘나라 아기별도 엄마 품에 잠든다."

이런 식으로 아이는 노래와 자신의 생각을 표현하고, 엄마는 그 생각에 어울리는 노래를 불러주며 놀이를 계속해간다. 이러한 엄마와 아기의 상호작용을 '노래놀이'라고 한다.

물론 이런 놀이가 낯선 아이들도 많다. 그런 아이들은 이런 종류의 놀이를 굉장히 어색해한다. 뭔가 떠오르는 생각을 말하도록 유도해도, 그저 멀뚱멀뚱 엄마의 얼굴만 바라본다. 아예 장난감을 바꾸거나 놀이 장소를 옮기는 아이들도 있다.

하지만 아이들은 두세 번만 이 노래놀이를 경험하면, 자신이 생각하는 것이 바로 엄마의 노래가 된다는 사실을 깨닫고 무척 신기해한다. 그 순간부터 아이들은 자신의 생각 주머니를 활짝 열게 된다.

이 노래놀이는 심리학자들이 의사소통에서 매우 중요한 기술이라고 말하는 '순서 주고받기 turn taking'와 깊은 관련이 있다. 순서 주고받기란 상대방이 이야기를 끝낼 때까지 기다리고, 이어서 자신이 이야기를 하는 대화의 기술을 의미한다. 이 순서 주고받기는 인간만이 할 수 있다. 우리 인간들만 언어를 사용할 수 있게 된 것은 바로 이 순서 주고받기를 할 수 있기 때문이라고 한다.

노래놀이를 통해 아이는 자신과 엄마가 서로 순서를 주고받아야 한다는 것을 깨닫는다. 그리고 이야기의 내용에 따라 순서 주고받기가 달라지는 양상이 재미있다는 것을 느끼게 된다. 뿐만 아니라 자신이 적절한 대응을 해야 엄마의 입에서 재미있는 노래가 나온다는 사실도 깨닫는다.

아이는 노래놀이를 하는 내내 엄마가 어떤 노래를 불러줄지 기대하며 귀 기울인다. 진정한 상호작용은 바로 이런 형태다. 서로 상대방의 이야기를 기대하고, 귀 기울여야 한다.

노래놀이를 할 때 반드시 주의할 점이 하나 있다. 엄마가 절대로 아이의 행동을 먼저 제안하거나 지시하지 않아야 한다는 것이다. 아이를 가르치겠다는 의도를 가지면 아이는 귀신처럼 알아챈다. 그러면 상호작용이 자연스럽지 않게 된다. '오늘은 이런 노래를 들려줘야지' 하는 계획도 없는 게 좋다.

엄마의 반응은 즉흥적이고 자연스러워야 한다. 아이에게 노래를 들어보라고 하거나 엄마를 보라고도 하지 말아야 한다. 엄마는 그저 무심하게 장난감을 가지고 놀면서 노래를 부르도록 한다. 이때 아이가 가지고 놀던 장남감이나 놀이 형태와 연관된 동요를 부르는 것이 노래놀이의 핵심이다.

 노래놀이는 의사소통의 형식을 배우는 훈련일 뿐 아니라, 의사소통의 내용이 어떻게 채워지는가를 배우는 아주 중요한 과정이다. 만약 아이의 아빠가 도무지 말귀를 못 알아듣는(?) 사람이거나, 그저 과묵한 타입이라면 노래놀이는 더더욱 필요하다. 아이는 엄마나 아빠를 반드시 닮게 되어 있기 때문이다.

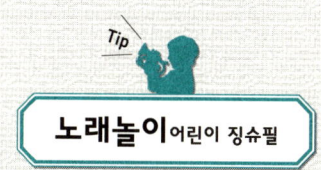

노래놀이 어린이 징슈필

    독일은 연극이 발달한 나라다. 독일의 문호 괴테가 어느 날 갑자기 극작가가 된 것이 아니라는 사실을 괴테의 생가에 가보고 알았다. 괴테의 할머니는 괴테가 태어나자, 나무로 만든 인형극 상자를 선물했다고 한다. 지금도 그 인형극 상자는 괴테 생가 3층, 괴테 아버지의 서재 책상 위에 놓여 있다.

    이 인형극 박스에서 괴테의 할머니와 엄마, 아빠가 인형극을 보여주며 옛날이야기를 해주었다고 한다. 괴테와 여동생도 그 인형극 박스에서 인형놀이를 했다고 한다. 어릴 적 이렇게 인형극을 하며 놀았던 괴테는 독일이 자랑하는 세계적인 작가가 되었다.

    독일어 '징슈필 singspiel'은 서로 주고받는 대사에 서정적인 노래가 곁들여진 민속적인 오페라를 뜻한다. 직역하면 '노래 연극'이다. 아이들의 놀이를 뜻하는 'spiel'이라는 단어가 악기를 연주할 때도, 연극을 할 때도 같이 쓰인다. 연주도 연극도 놀이처럼 해야 한다는 의미다.

징슈필은 노래를 뜻하는 '징sing'과 놀이를 뜻하는 '슈필spiel'의 합성어다. 징슈필은 이미 클래식 음악사에서 의미 있는 장르를 일컫는 전문용어이므로, 노래놀이는 '어린이 징슈필'이라 구분해 부르는 것이 좋겠다.

아이들의 노래놀이는 한편의 멋진 음악극이다. 노래놀이가 음악극이 되고 이것이 발전하면 뮤지컬도 되고 오페라도 되는 것이다.

노래놀이에서 엄마가 주의할 점

1. 엄마가 노래를 들려주려는 욕심 때문에 놀이를 주도해선 안 된다. 아이가 놀이를 먼저 선택한 후에 그에 맞는 노래를 불러줘야 한다. 선후가 바뀌면 효과가 없다.
2. 같은 노래를 반복해서 불러달라고 하면 계속 불러주자. 좀 더 다양한 노래를 불러주고 싶은 엄마의 욕심 때문에 아이의 욕구를 좌절시키지 않도록 한다.
3. 놀이의 마지막이 늘 같은 이야기로 끝나는 경우가 생길 수

있다. 이때는 불가피하지만 관심 전환을 위한 엄마의 도움이 필요하다.
4. 노래놀이는 아이에게 노래를 가르쳐주기 위한 것이 아니라, 아이와 엄마의 상호작용을 위한 것임을 잊지 말자.
5. 아이에게 불러줄 수 있는 노래의 레파토리를 많이 준비해놓자. 부를 노래가 없다고 인터넷 동요 사이트의 노래를 엄마의 목소리를 대신해서 들려주는 것은 삼가야 한다.

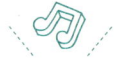

클래식을 들려주면
좋다는 모차르트 효과는
거짓말이다

배 속의 아기에게 음악을 들려줄 때, 대부분 클래식 음악을 들려주는 것이 좋다고 생각한다. 나훈아의 노래는 가당치도 않다고 생각한다. 소녀시대의 노래는 당연히 안 된다고 생각한다. 아기에게 클래식을 들려주면 좋을 것이라는 생각은 도대체 어디서 온 걸까?

'모차르트 효과'라는 말은 1993년 미국 캘리포니아대의 라우셔 교수가 영국의 과학 전문지 〈네이처〉에 논문을 발표하면서 주목받기 시작했다. 모차르트의 음악을 들으면 머리가 좋아진다는 주장이었다. 그 후로 이 주장을 옹호하는 입장과 반대하는 입장이 끊임없이 대립해왔지만 결론은 늘 제자리다. 지금까지 논의된 내용을 정리하면 다음과 같다.

첫째, 클래식 음악이 지능을 높이는 것은 아니지만 여러 가지 정서적 측면에서 효과가 있다. 둘째, 꼭 모차르트 음악만이 효과가 있는 것은 아니다. 셋째, 아이에 따라 음악이 미치는 효과는 다르게 나타난다.

최근 독일 정부에서는 신경과학자, 심리학자, 교육학자, 철학자 등 아홉 명의 전문가로 하여금 지금까지 출판된 모든 모차르트 효과 관련 논문들을 조사하도록 했다. 국가 예산으로 이 주제에 관한 연구비를 계속 지원하는 게 옳은 일인지를 결정하기 위해서였다.

이 조사를 이끌었던 훔볼트대 랄프 슈마허 교수는 〈네이처〉와의 인터뷰에서 "라우셔의 모차르트 효과는 죽었다!"고 단정적인 결론을 내렸다. 모차르트 음악을 백날 들려줘봐야 아무 효과가 없다는 이야기다.

심지어 최근, 심리학자이자 독일의 저명한 심리학 전문지 〈게히른 운트 가이스트〉의 편집장으로 활약 중인 스티브 아얀은 저서 『심리학에 속지 마라』에서 '모차르트 효과는 심리학이 만들어낸 사기'라고까지 표현했다. 클래식을 전공한 나로서는 참으로 실망스러운 이야기다.

클래식 음악태교가 아기의 지능발달에 그리 큰 효과가 없다는 말은 그래도 받아들일 만하다. 그러나 지능지수가 높아지진 않아도, 정서적으로는 도움이 되겠지 하는 막연한 기대가 있다. 그런데 이 기대마저 불안하게 하는 이야기를 최근 들었다.

육아 관련 방송 프로그램에 함께 출연했던 한 아동상담 전문가는 내게 아주 조심스럽게 이런 이야기를 건넸다. 클래식 음악태교가 오히려 더 나쁜 것 같다는 거였다.

내용인즉슨 상담센터에 내원하는 아이들 중 상당수가 클래식 음악태교와 육아로 키워진 아이라는 것이다. 클래식 음악을 들려주면 아이들 정서발달에 더 좋아야 하는데, 왜 그런지 모르겠다는 것이었다. 부모 상담을 해보니 많은 엄마가 임신기에 클래식 음악태교를 열심히 했고, 영유아기에도 클래식 음악을 많이 들려주었다는 내용이 나오더라는 것이다.

부모들은 한결같이 배 속에 있을 때부터 클래식 음악을 그렇게 많이 들려줬는데, 왜 우리 아이가 정서적으로 불안한지 이해가 가지 않는다며 안타까워한다고 했다. 그러면서 덧붙이기를, 상당히 조심스럽기는 하지만 상담센터를 운영한 10년 동안 상당한 분량의 임상 데이터가 축적되어 있기 때문에, 클래식 음악이 태교나 육아에 오히려 안 좋은 영향을 끼칠 수도 있다는 가설을 한번 연구해

보고 싶다는 것이었다.

 충격적이었다. 많이 생각했다. 이와 관련한 내 잠정적인 결론은 이렇다. 클래식 음악이 모차르트 효과처럼 태교나 육아에 긍정적인 영향을 미친다거나, 오히려 부정적인 영향을 미친다는 식의 결론은 사안을 너무 단순화시킨 것이다. 클래식 음악은 엄마와 아기의 상호작용을 매끄럽게 하는 매개수단이다.

 그런데 이제까지 태교음악에 관한 논의에서 엄마는 빠져 있고, 오직 클래식 음악과 아기의 관계만을 따지고 있다. 사람과 사람 간의 관계를 배제하고, 음악과 아기의 관계만을 이야기하는 것은 분명 논의의 핵심을 벗어나 있다.

 좀 더 구체적으로 들어가보자. 우선 클래식 음악을 통한 태교와 육아가 어떤 환경에서 어떻게 이루어지는지 꼼꼼히 따져볼 필요가 있다. 클래식 음악을 임신 전부터 좋아하는 경우라면 클래식을 들으면서 기분이 좋아지고 마음의 안정을 찾을 수 있기 때문에, 클래식 음악태교는 당연히 긍정적인 효과가 있다. 하지만 이때도 너무 우울한 분위기의 음악을 듣게 되면 기분이 가라앉을 수 있다. 아무리 느리고 조용한 곡을 좋아하더라도 배 속의 아기를 위해선 보다 다양한 선곡이 필요하다.

그럼 평상시 클래식 음악을 별로 좋아하지 않거나 그다지 찾아 듣지 않던 사람이 배 속의 아기를 위해 갑자기 클래식 음악을 듣는 것은 어떨까? 말할 필요도 없다. 하지 말아야 한다. 아기를 위해 꾹 참고 듣느라 오히려 스트레스를 받을 수 있기 때문이다. 엄마가 스트레스를 받으면 당연히 배 속의 아기도 스트레스를 받는다. 다시 한번 이야기하지만 음악은 보조수단에 불과하다. 중요한 것은 엄마의 정서적·심리적 상태와 태아의 관계다.

내가 독일에서 첫 아이를 임신했을 때였다. 산부인과 의사에게 임신 중에 커피를 마셔도 되느냐고 물었다. 커피를 워낙 즐겨 마시던 터라 임신 때문에 커피를 끊어야 하나 하는 아쉬운 생각에서였다. 의사는 커피를 하루에 얼마나 마시느냐고 물었다. 하루에 두세 잔 정도, 조금 진하게 마신다고 대답했다.

그러자 의사는 그럼 커피가 아주 마시고 싶을 때는 조금 마셔도 괜찮다고 했다. 이제 곧 엄마가 된다는 생각에 자연스레 커피를 마시는 양과 횟수가 줄어들 거라고도 했다. 커피가 너무 마시고 싶은데, 억지로 참느라 스트레스 받는 것이 커피를 마셔서 해로운 것보다 더 나쁜 영향을 준다는 이야기였다. 다시 말해 태아에게 커피보다 더 나쁜 건 엄마가 받는 스트레스라는 말이다.

마찬가지다. 클래식 음악이 좋다고들 하니, 듣기 싫은데 시험 공부하듯 억지로 듣는 클래식 음악이 태아에게 좋은 영향을 미칠 리 없다. 평상시 엄마가 좋아하는 음악을 듣는 것이 태아에게는 가장 좋은 음악태교다. 그러나 자신이 들어온 음악이 태아의 정서에 그리 좋지 않은 경우도 있을 것이다.

그런 사람들에게는 디즈니 만화영화에 나오는 음악을 권하고 싶다. 디즈니 만화영화에는 기존 클래식 음악이 배경음악으로 쓰인 경우도 많고, 새롭게 작곡한 곡들도 훌륭하게 연주되어 있어 클래식 못지않은 분위기를 만들어준다. 또 클래식 음악을 별로 좋아하지 않는 사람도 아주 편안하게 즐길 수 있다.

그렇다면 아기가 태어난 후에는 어떻게 해야 할까? 우선 아기가 어렸을 때 클래식 음악을 많이 들려주었다는 엄마들을 대상으로 면접조사를 했다. 다음과 같은 질문이었다.

어떤 시간에 클래식 음악을 들려주었나요?
클래식 음악을 들려주면 아기는 어떤 반응을 보였나요?
아기가 음악을 들을 때 엄마는 무엇을 하고 있었나요?
왜 아기에게 클래식 음악을 들려주었나요?

우선 어떤 시간에 들려주었냐는 질문에 대부분의 엄마들이 아기의 기본적 욕구가 충족된 시간이라고 대답했다. 젖을 충분히 먹고, 기저귀도 젖지 않아 아기가 기분 좋은 상태일 때 음악을 들려주었다는 것이다.

아기의 반응이 어땠는가에 대한 질문에는 대답이 크게 두 가지 양상으로 나뉘었다. 한쪽은 아기가 편안해했다고 답했고, 다른 한쪽은 팔다리를 버둥거리며 좋아했다고 답했다. 아기가 음악을 듣고 있을 때 엄마는 무엇을 했느냐는 질문에는 잠시 아기와 놀거나 지켜보다가, 다른 일을 했다고 대답했다. 집안일을 하거나 엄마가 하고 싶은 일을 했다는 것이다. 아기와 함께 음악을 계속 들었다는 엄마는 거의 없었다.

상당히 황당한 결과다. 왜 아기에게 클래식 음악을 들려주었느냐는 질문에는 '정서를 위해서'라고 답했던 엄마들이 정작 음악은 아기 혼자 듣게 했다는 것이다. 결국 자기 할 일을 위해 음악을 들려줬다는 말이다.

아기의 정서를 위해서라고 했을 때, 엄마들이 이야기하는 정서란 과연 무엇일까? 영유아기의 아기들은 오감으로 정서를 느낀다. 들리는 소리와 피부의 감촉, 그리고 냄새에 의해 정서 상태가 변화한다. 그런데 엄마들이 클래식 음악을 틀어놓고, 아기 옆을 떠났을 때를 아기의 입장에서 한번 생각해보자.

일단 음악 소리가 들린다. 그런데 조금 지나자 피부로 느낄 수 있는 엄마가 사라진다. 안고 있던 아기를 살포시 뉘어놓고 엄마가 어디론가 사라진 것이다. 엄마가 가버렸으니 엄마 냄새도 없다. 전혀 이해할 수 없는 클래식 음악만 들릴 뿐이다. 이런 상황에서 아기가 느끼는 정서란 도대체 어떤 것일까? 아기 입장에서 생각해보면 참 마음이 아프다.

다시 말하지만 아기에게 음악이란 엄마와의 상호작용이 존재할 때 비로소 의미가 있다. 엄마가 먼저고, 음악은 그 다음이다. 엄마가 없는 음악이 아기에게 미칠 정서적 효과란 그리 긍정적일 수 없다. 오히려 음악이 들려오면 엄마가 떠난다는 불안감만 심어줄 수 있다.

그럼 아기가 팔다리를 버둥거리며 좋아했다는 경우를 살펴보자. 음악 때문에 기분이 좋아진 아기는 팔다리를 힘껏 움직이며 자신이 표현할 수 있는 최대의 기쁨을 표현했다. 엄마는 우리 아기가 음악을 좋아하는구나 하며 감탄해준다. 아기는 자신의 신체 표현에 엄마의 반응을 기대하며 또 버둥거린다. 그런데 엄마는 어느 샌가 밀린 설거지를 하려고 부엌으로 가고 없다.

조금 전까지 들리던 엄마 목소리가 왜 지금은 들리지 않는지,

그 이유를 아기는 도대체 알 수 없다. 버둥거리던 것도 이제 재미가 없어진다. 엄마가 감탄하며 반응해주지 않으면 더는 버둥거릴 이유가 없기 때문이다. 이때 아기가 느끼는 정서는 어떤 것일까? 또 마음이 아프다. 엄마도 모르는 사이에 클래식 음악은 아기에게 외로움이나 좌절감 같은 슬픈 정서의 신호가 되었을지 모른다.

그렇다면 클래식 음악이 아기에게 진짜 정서적으로 도움이 되게 하려면 어떻게 해야 할까? 우선 음악을 듣는 동안 아기를 많이 만져줘야 한다. 특히 수유를 하거나 기저귀를 갈아줄 때, 음악적 자극을 주는 것이 가장 좋다. 그런데 젖을 주거나 기저귀를 가는 상황은 느닷없이 일어나고, 가능한 빨리 해결되어야 한다.

만일 엄마가 젖을 물리기 전에 "잠깐만 아가야, 우리 음악 틀어놓고 맘마 먹자"라며 시간을 지체한다면 아기가 기분 좋아하며 음악을 들 리 없다. 따라서 수유를 하거나 기저귀를 갈아야 하는 급한 상황에서 음악적 자극을 주려면, 엄마가 직접 노래를 불러주는 수밖에 없다.

어려울 것 하나 없다. 아기에게 하는 말을 노래처럼 음정을 붙여 흥얼거리면 된다. 예를 들면 이런 식이다.

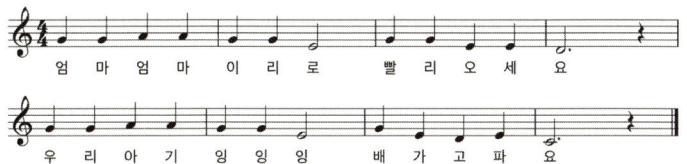

〈학교종〉 멜로디에 이런 노랫말을 붙여 부르면 된다. 아니면 〈개나리〉 멜로디에 이렇게 가사를 바꿔 부를 수도 있다.

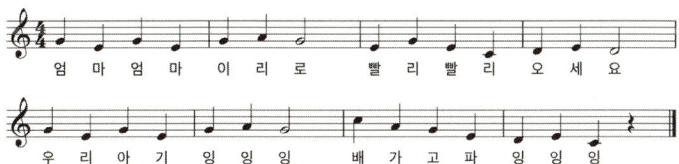

한두 번 시도해보면 모든 엄마는 훌륭한 작사가가 된다. 멀리서라도 엄마 목소리가 들리기 시작하면 아기는 엄마를 기다릴 준비를 한다. 엄마가 빨리 오면 아기가 울거나 보챌 이유가 없다. 엄마는 아기에게 계속 노래를 부르며 기저귀를 갈아주거나 젖을 물린다. 아기가 젖을 물고 있는 상황에서도 조용히 노래를 불러준다. "우리 아기 착한 아기 무럭무럭 자라라. 우리 아기 예쁜 아기 곱게 곱게 자라라."

그렇다면 클래식 음악은 언제 들려주는 게 가장 좋을까? 설문조사에 응했던 엄마들이 이미 정답을 이야기했다. 젖도 충분히 먹고 기저귀도 젖지 않아 편안한 상태, 즉 아기가 눈을 말똥거리며 놀고 싶어 할 때다. 물론 이 시간에 꼭 클래식 음악만 들어야 한다는 건 아니다. 클래식 음악으로 아기에게 좋은 정서적 자극을 주고 싶다면 이때 하는 것이 좋다는 뜻이다.

주의할 점은 아기가 음악에 따라 어떤 반응이라도 보이면 엄마는 함께 기뻐해주고 감탄해주어야 한다. 아기가 느낄 수 있는 방식으로 표현해주면 된다. 다소 과장된 몸짓으로 반응해줘도 좋다. 중요한 것은 음악을 들을 때, 자신의 행동에 엄마가 어떤 반응을 보이는가다.

아기가 음악을 듣고 반응할 때, 엄마가 옆에 있어주는 것이 무엇보다도 중요하다. 음악적 자극을 통해 뇌가 활성화된다든지, 정서적 안정감을 얻는다든지, 예민한 감수성으로 창조적인 아이로 성장한다든지 하는 것들은 모두 아기와 엄마 사이의 상호작용이 기본적으로 갖춰진 후에 덤으로 얻어지는 것들이다.

아무리 아름다운 클래식 음악이 흘러도 엄마가 곁에 없으면 아기는 외롭다. 외로운 아기는 어떤 자극에도 긍정적으로 반응하지 않는다. 그동안 클래식 음악이 아기들을 많이 외롭게 했을지도 모르겠다.

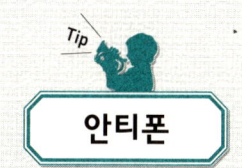

안티폰

음악을 통한 상호작용을 이야기하다 보니 음악 자체가 상호작용을 전제로 하는 '안티폰antiphone' 형식이 떠오른다. 안티폰과 교회 건축음향에 대해 알아보자.

안티폰

응답송 혹은 교창송이라고도 한다. 성직자의 독창을 받아 합창단이나 성도들이 따라 불렀던 형식을 말한다. 이 형식이 합창 음악에 적용되어, 합창단이 둘로 나뉘어 서로 번갈아 노래하는 음악도 작곡되었다. 음악적으로 서로 주거니 받거니 한다.

이러한 음악적 형식은 사실 교회 건축의 영향을 받았다. 교회

내부의 울림 때문에 연속해서 노래하는 것보다는 짧게 끊어가며 노래하는 것에 적합했다. 이 짧아진 악구를 효과적으로 이용하는 방법으로 안티폰 형식이 생겼다고 볼 수 있다. 잔향에 의해 돌아오는 소리에 다시금 노래를 이어가자면 이런 효과가 필요했다.

간혹 교회의 성가대석이 영국의 세인트폴 대성당처럼 좌우로 나뉘어 있는데 이런 교회에서는 더욱 안티폰이 효과적으로 연주되었다. 이런 성가대석의 구조는 가장 오래된 스테레오 시스템이라 할 수 있다.

잔향과 성스러움

잔향殘響은 말 그대로 '남은 소리'를 뜻하는 건축음향학 용어다. 실내에서 어떤 소리가 울리다가 그친 후에도 남아서 들리는 소리를 잔향이라고 한다. 음악을 위해서는 잔향이 1.5~2.5초 정도 계속되면 좋고, 강연에서는 1~1.5초가 적당하다.

유럽 여행을 가면 자연스럽게 성당을 자주 찾는데, 그 안에 들어서면 종교와 무관하게 공간의 성스러움에 감탄하게 된다. 우선 높은 천장이 인간을 작은 존재로 느끼게 하며, 스테인드글라스를 통해 들어오는 빛은 천사가 내려올 것만 같은 분위기를 자아낸다. 거기에 조그마한 소리도 오래도록 울리니 조심스러워서 저절로 조용히 하게 된다.

  이 공간의 음향을 좌우하는 것이 바로 잔향이다. 어떤 성당은 잔향이 무려 7초나 되어 음악가들을 곤혹스럽게 하기도 한다. 잔향이 길게 남는 이런 공간에서는 빠른 음악을 연주할 수가 없다. 성직자의 스피치도 최대한 발성적으로 천천히 이야기해야만 전달된다.

  결국 음악은 작곡가의 의도만으로 완성되는 것이 아니라 그 음악이 연주될 공간의 지배를 받을 수밖에 없다. 중세 교회음악은 교회의 음향을 고려한 음악이었다. 그러고 보니 요즘 유행하는 음악은 이 시대 미디어와 음향기기들의 영향을 받았음에 분명하다.

  배음(倍音)이 있는 악기를 잔향이 있는 공간에서 연주하는 것과 전자악기에 인위적인 에코를 준 것에는 분명 차이가 있다(배음에 대해서는 다음 장에서 자세히 설명하겠다).

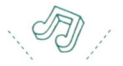

그래도 클래식
음악을 들려줘야
하는 이유

아침 식사 시간에는 꼭 클래식을 들어야 할까? 그렇지 않다. 그러나 가사가 있는 음악은 아침 식탁에 그다지 어울리지 않는다. 대부분의 노래가사는 사랑의 슬픔과 아픔을 노래하기 때문이다. 그런 노래로 하루를 시작하는 것은 그렇게 훌륭한 선택이 아니다. 그런 의미에서 클래식 음악은 편안하고 부담스럽지 않은 선택이다.

임산부는 좀 더 신중하게 음악을 선곡해야 한다. 아기에게도 좋고 엄마에게도 좋은 음악이 무엇일지 고민해야 한다. 임산부가 아니라 집에서 아이를 키우고 있는 엄마도 마찬가지다. 엄마가 듣는 음악을 아이도 듣기 때문이다. 엄마가 좋아한다고 해서 아이에겐 소음일 수 있는 록이나 헤비메탈을 듣는 것은 바람직하지 않다.

어떤 아이 엄마는 솔직하게 클래식을 싫어한다고 말한다. 그러면 나는 구태여 클래식을 듣기 위해 무리할 필요는 없다고 조언한다. 하지만 클래식은 분명 장점이 있는 음악이다. 클래식 음악은 '배음倍音, harmonic overtone'을 가지고 있기 때문이다. 배음은 하나의 소리처럼 들리지만 여러 개의 소리가 모여 아름답게 내는 소리를 뜻한다.

배음은 다시 말해 우리가 흔히 어떤 소리, 즉 '음'을 들었을 때 한 가지 음으로 들리는 것 같지만 실제로는 여러 음이 겹쳐 있다는 의미다. 우리는 그중에서 가장 크게 들린 음만으로 그 음을 규정한다.

그렇다면 그 큰 음에 겹쳐 있는 다른 음들이 들리지 않는 이유는 무엇일까? 일단 음량이 작거나 혹은 음정이 높아서 우리 귀가 쉽게 감지하기 어렵기 때문이다. 직접 들리지는 않지만 여러 음이 함께 울리는 배음이 있는 소리와 그렇지 않은 배음이 없는 소리는 전혀 다르다. 우리는 무의식적으로 배음이 있는 소리를 더 좋은 소리라고 느낀다.

스마트폰 이전, 그러니까 소위 2G 휴대전화를 쓴 세대라면 한

번쯤 이런 경험이 있을 것이다. 어디선가 벨이 울리기 시작하면 먼저 자기 가방부터 뒤적여 휴대전화를 확인한다. 그런데 자기 벨소리가 아니다. 벨은 계속 울리지만 누구도 그 전화를 받지 않는다. 도대체 누가 이렇게 전화를 안 받는 거지? 하지만 정작 그 벨이 어디서 울리고 있는지 정확한 위치를 가늠하기 어렵다.

왜 그럴까? 그 당시 휴대전화 벨소리의 대부분은 배음이 없었기 때문이다. 요즘에는 자신만의 특정한 멜로디로 벨을 지정하거나 또 배음을 가진 음악을 벨로 쓰기도 해서 이런 일이 별로 일어나지 않는다. 하지만 예전 휴대전화의 단조로운 벨소리에는 배음이 없어서 도대체 어디서 나는 소리인지 구별하기 어려웠다.

소리를 듣는 것은 우리의 귀다. 우리가 소리의 위치를 알아챌 수 있는 이유는 귀가 두 개이기 때문이다. 소리가 오른쪽 귀와 왼쪽 귀에 도달하는 시간이 다르고, 그 시간의 차이 때문에 소리의 방향을 알 수 있다.

예를 들어 어떤 소리가 오른쪽 귀에 먼저 들리게 되면 우리는 그 소리가 오른쪽에서 들린다고 자동으로 판단한다. 소리를 내고 있는 그것과 우리 사이의 거리는 뇌가 순간적으로 계산해서 판단한다.

만약 양쪽 귀에 거의 동시에 소리가 들렸다면 정면이나 바로 뒤에서 나는 소리다. 하지만 우리의 귀가 소리의 모든 방향을 입체적으로 느끼는 것은 아니다. 좌우를 구별하는 것은 순간적으로 판단할 수 있지만, 상하를 구별하는 데는 시간이 다소 걸린다. 우리의 귀가 수평으로 있기 때문이다.

옛날 휴대전화의 소리를 구별하기 힘든 까닭은 배음이 없는 소리가 우리의 양쪽 귀에 동시에 도착하기 때문이다. 이런 기계 소리와 달리 인간의 목소리에는 배음이 있다. 그렇기 때문에 누군가 나를 부르는 소리를 쉽게 알아챌 수 있는 것이다. 소리 나는 위치를 파악하는 데 배음은 아주 중요한 조건이다.

좋은 악기는 배음이 많다. 그렇기 때문에 우리 귀에 아름답게 들린다. 심금을 울린다는 표현이 그래서 가능한 것이다. 어쿠스틱 악기들은 배음이 좋은 반면, 일렉트로닉 악기들은 배음이 거의 없다. 있다 하더라도 실제 배음이 아니라 인위적으로 입력된 배음이다.

그러니까 [도]를 연주하면 그와 동시에 한 옥타브 위의 [도-솔-도-미]가 함께 소리 나도록 입력되어 있다는 이야기다. 그렇다 보니 전자악기 소리는 제아무리 잘 만들었다 하더라도 실제 악기 소리만큼 아름답게 들리지 않는다.

우리의 귀는 배음을 기가 막히게 감지해낸다. 음악교육과는 전혀 상관없다. 간혹 이 감각이 둔한 사람이 있다. 이 경우는 음악을 너무 크게 들어왔거나 줄곧 이어폰으로 음악을 들었기 때문이다. 전자악기 소리에 과도하게 노출된 경우도 마찬가지다. 전자악기 소리와 어쿠스틱 악기 소리가 서로 큰 차이 없이 들린다면 배음을 듣는 청각능력 중 일부를 상실했다고 봐야 한다.

배음을 최대한으로 살려 연주하는 음악이 바로 클래식이다. 그래서 전 세계인이 함께 즐기는 음악이 된 것이다. 클래식은 더 이상 서양인들만의 음악이 아니다. 세계적 음악가들 중에는 동양인이 서양인 못지않게 많다. 훌륭한 연주자를 꼽으라면 동양 연주자들 이름도 많이 나온다. 클래식은 우리 음악이 아니라는 생각은 더 이상 옳지 않다. 그렇게 따지면 우리의 전통 음악도 모두 어느 땐가, 다른 어떤 곳에서 온 것들이기 때문이다.

우리 아이들이 자연스럽게 배음의 아름다움을 익힐 수 있는 클래식을 경험케 하는 것이 좋다. 소리가 나는 곳을 파악하는 공간인지능력에도 좋고, 아름다움을 느끼는 미학적 경험을 위해서도 좋다.

물론 꼭 클래식 음악만 들어야 한다고 주장하려는 것은 아니다. 하지만 곡을 연주하는 악기에 이왕이면 배음이 있는 경우가 아이의 정서발달이나 인지발달을 위해서 훨씬 더 좋다. 예를 들면, 우리가 잘 아는 영국 밴드 비틀스의 〈예스터데이〉가 그렇다. 이 곡은 대중음악이면서도 현악사중주의 반주가 아름답게 깔려 있어 우리의 귀를 즐겁게 해준다. 배음은 바로 이런 것이다.

사람의 목소리에도 배음이 있다. 허스키한 목소리나 목을 눌러 부담이 가게 내는 소리에는 배음이 없다. 성악을 하는 사람들은 간혹 '짜부러진 소리'라는 표현을 한다. 음 하나하나가 동글동글 울려 배음을 만들어내야 하는데 소리에 불필요한 힘이 가해져 찌그러졌다는 그들만의 표현이다.

배 속의 아기가 매일 엄마와 다정한 대화를 나누는 아빠의 목소리를 어떻게 느낄까? 반대로 다툼이 벌어지거나 미움에 찬 소리를 듣는다면 어떻게 받아들일까? 가능한 한 좋은 배음을 가진 목소리를 들려주는 게 아기에게도 좋을 것이다. 그래서 옛 선조는 태교를 할 때, 좋은 것만 보고 좋은 것만 듣고 좋은 것만 먹으며 좋은 말만 하라고 했던 것이다.

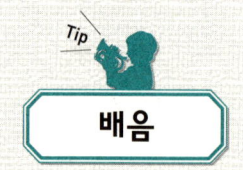

배음

실제 발생한 소리는 하나의 음이지만, 이 음으로 인해 함께 여러 음의 울림이 생기는 현상을 '배음倍音' 혹은 '오버톤 overtone'이라 한다. 예를 들어 [도] 음이 울렸을 때 첫 번째 배음은 옥타브 위의 [도]고, 두 번째 배음은 그 위의 [솔] 음이다. 이런 식으로 [도-도-솔-도-미-솔-시b-도…]의 배음이 생성된다. 사람의 귀로 들리는 배음은 주로 제7~8배음 정도까지라고 한다(오른쪽 악보 참조).

배음에 영향을 미치는 것은 여러 가지가 있다. 우선 좋은 악기가 좋은 배음을 만든다. 우리가 좋은 소리를 가진 악기라고 하는 것은 바로 배음이 좋은 악기를 뜻한다. 같은 제작사의 악기라도 악기마다 소리가 다르고, 이를 구별해내는 능력을 가진 사람은 좋

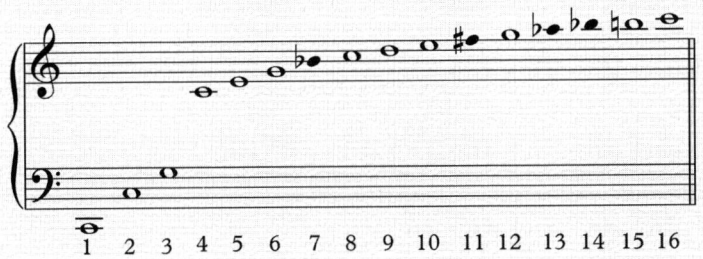

은 악기를 고를 수 있다.

또 배음은 공간의 영향도 받는다. 공간의 잔향과 배음은 밀접한 관계가 있다. 이는 배음이 공명共鳴의 정도에 따라 달라지기 때문이다. 또 같은 공간에서 같은 악기로 연주하더라도 연주자의 능력에 따라 달라질 수 있다.

우리가 배음을 가장 잘 느낄 수 있는 음악 형태 중에 무반주 합창곡이 있다. 무반주 합창연주를 들으며 소름 돋는 아름다움을 경험했다면 합창이 만들어내는 배음을 들었다는 뜻이다.

결론적으로 좋은 음악이란 좋은 악기가, 좋은 음향적 환경에서, 잘 연주된 음악이라고 할 수 있다. 이것을 통칭 배음이 좋은 음악이라 한다.

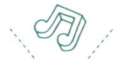

엄마와 아이는
따로 또 같이
세상을 배운다

먼 나라에서 유학하던 시절에 첫 아이를 낳아 키웠다. 아이가 차츰 자라는 동안 내가 가장 안타까웠던 일은 이 예쁜 아이 모습을 할머니, 할아버지에게 보여드릴 수 없다는 것이었다. 요즘은 세계 어디서든 영상통화로 아이의 모습을 실시간으로 볼 수 있지만 그 시절에는 그저 열심히 비디오 촬영을 하는 수밖에 없었다.

논문 쓰느라 정신없던 남편은 내가 저녁 식사 준비를 하는 동안에만 잠깐 들어와 아이와 놀아주고, 이내 다시 학교 도서관으로 갔다. 그러면 꼼짝없이 아이와 단둘이서 그 기나긴 저녁 시간을 보내야 했다. 여름에는 해가 길어 공원으로 산책을 다녀오기도 했지만, 오후 3시면 해가 지는 겨울에는 그 긴긴 겨울밤을 꼼짝없이 집에서만 놀아야 했다. 그때 비디오 촬영은 아이에게는 물론이고 나에게도 아주 즐거운 놀이였다.

나는 비디오카메라를 들고 아이를 따라다녔다. 이런저런 말도 시키고, 노래도 부르게 하는 등 온갖 재롱을 카메라에 담아내기 위해 노력했다. 이렇게 촬영한 것을 한국의 할머니, 할아버지에게 보내드리면 무척이나 기뻐하셨다.

아이가 열 살쯤 되었을 때 그 비디오를 오랜만에 다시 보게 되었다. 그리고 나는 내 얼치기 엄마놀이에 상당한 충격을 받았다. 요즘 표현으로 '멘붕'이 온 것이다.

비디오 영상 속에서 아이는 나를 보거나 카메라를 보면서 줄기차게 무엇인가를 이야기한다. 그러면 촬영 기사인 내가 신나서 맞장구를 친다. 그 당시에는 아이가 하는 말에 내가 잘 반응했다고 생각했다. 그런데 몇 년이 지난 뒤에 보니, 이건 완전 동문서답이었다. 아이의 의도와는 전혀 상관없는 대답이 대부분이었다.

예를 들면 이런 식이다. 아이가 "엄마, 어쩌고저쩌고…" 하면 나는 "우리 아기, 재미있어요?" 한다. 아이가 다시 "엄마, 어쩌고저쩌고…" 말해보지만 나는 다시 "어이쿠, 그렇게 재미있어요?" 하고 응수한다.

영상을 자세히 보니 아이는 장난감 자동차 바퀴가 빠져 고장이

났다는 이야기를 하는 것이었는데, 나는 이를 전혀 알아채지 못하고 동문서답만 하고 있는 것이었다. 자기 말을 이해하지 못하는 엄마가 답답했는지 아들은 결국 그 자동차를 장난감 통에 넣고 다른 장난감으로 바꾸었다.

나만 그러는 게 아니다. 대부분의 엄마들이 이 같은 실수를 한다. 당시의 내 어설픈 엄마와 똑같은 모습을 요즘 백화점 엘리베이터 같은 곳에서 자주 보게 된다. 아이가 뭐라고 떼를 쓰면서 울면, 엄마는 어쩔 줄 몰라 한다. 결국 당황한 나머지 아이를 혼낸다. 다른 사람들 눈치가 더 무서운 까닭이다.

가만히 보면, 아이 발 위를 다른 아기의 유모차 바퀴가 누르고 있어 아프다는 말이다. 혹은 어른들 엉덩이만 보이는 게 답답하니 안아서 위로 올려달라는 신호기도 하다. 아이는 자기 의사를 분명하게 표현하고 있는데 정작 그 아이 엄마만 모른다.

사실 엄마는 자신의 아이에 대한 모든 것을 알아야 한다는 강박을 가지고 있다. 하지만 엄마는 신이 아니다. 사실 엄마가 되기 전에는 자신밖에 몰랐던 사람들이다. 다른 사람의 상황이나 마음을 이해하려고 이전에 이토록 노력한 적이 없었다.

물론 사랑하는 연인에겐 그랬을 것이다. 하지만 말로 의사표현을 할 줄 아는 연인의 마음도 제대로 알기가 참 어렵다. 그래서 그렇게들 많이 싸우는 것이다. 자기표현이 분명한 어른의 마음을 제대로 이해하기도 그렇게 힘든데, 하물며 말로 정확히 표현할 수 없는 아이의 마음을 읽는 건 얼마나 어려운 일일까?

엄마는 하루에도 열두 번씩 헛다리를 짚는다. 아이가 배가 고파서 우는 걸까 했더니 놀아달라는 거였고, 졸려서 우나보다 하고 재우려 했더니 배가 고픈 것이었다. 그런데 신기하게도 이렇게 헤매면서 아이를 키우다 보면 어느 순간 제대로 된 엄마가 되어 있다. 아이가 성장하는 동안, 엄마도 아이의 성장에 걸맞은 엄마가 되어가는 것이다.

의사소통이 서로 어려울 때, 엄마와 아이가 함께 음악활동을 하면 상황은 사뭇 달라진다. 말로 서로 이해하는 것만이 소통이 아니다. 음악을 함께 느끼며 그 느낌을 나누는 것도 소통이다. 아이가 음악에 맞춰 춤을 추고 엄마도 덩달아 몸을 들썩이면 그게 바로 교감이다.

엄마와 아이가 무엇인가 같은 것을 하고, 같은 느낌이 들면 둘 다 행복해진다. 행복의 본질은 남들과 느낌을 나누는 것이기 때문이다. 음악처럼 나누기 좋은 것은 없다.

아이가 어릴 때는 엄마가 일방적으로 노래를 불러주지만, 아이가 조금 자라면 엄마와 함께 노래를 부른다. 함께 노래하며 같은 느낌을 서로 다르게 표현하는 방법을 배운다. 나와 다른 사람이 나와 같은 느낌을 가지고 있는 것도 행복하고, 나와 같은 느낌을 나와는 다르게 표현하는 사람이 있는 것도 아이를 더욱 즐겁게 만들어준다. 이런 과정을 통해 아이는 자의식을 만들어가는 것이다.

같은 느낌을 엄마와 아이가 똑같이 표현하며 아이는 이 세상에 혼자가 아님을 느낀다. 뿐만 아니라 같은 느낌을 엄마와 아이가 서로 다르게 표현하며 아이는 이 세상에 나와는 다른 사람이 있고, 그 사람과 자신의 느낌을 소통하는 즐거움도 배운다.

이런 소통의 학습은 엄마와 하는 것이 제일 좋다. 엄마와 아이는 원래 한 몸이었기 때문이다. 원래는 한 몸이었던 사람이 이젠 서로 다른 몸을 가지고 있지만 같은 것을 느낀다는 것을 알면서, 아이는 소통의 본질을 익힐 수 있게 된다. 이렇게 아이와 엄마는 따로 또 같이 새로운 세상을 배워나간다.

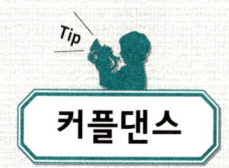

커플댄스

아이와 같은 것을 느끼고 그 느낌을 나눌 수 있는 방법으로 '커플댄스couple dance'를 권한다. 두 사람이 함께 추는 커플댄스를 통해 엄마와 아이는 마주보고 서로의 움직임이 조화를 이루는 경험을 한다. 둘 사이의 공감은 이렇듯 몸이 하나 되는 경험을 통해 더욱 구체화된다.

하지만 자칫 잘못 시도하면 오히려 역효과가 나기도 한다. 아이와 춤을 출 때는 아이의 발달을 감안해 난이도를 조절해야 한다. 예를 들어 서로 오른발을 내밀어 엇갈려야 하는 것을 만 4세 미만의 아이에게 설명하는 것은 그리 쉽지 않다. 아이는 설명과 상관없이 보이는 그대로 거울처럼 따라하며 엄마와 반대 발을 내밀기

심상이다.

  아이와의 커플댄스는 최대한 단순화해 좌우로 움직인다든지, 앞뒤로 움직이는 정도만 시도하는 것이 좋다. 대신 횟수에 변화를 주면 같은 움직임도 다양하게 느낄 수 있다.

  어느 날 자동차를 타고 가는데 뒷좌석에 앉아 있던 네 살짜리 큰아이가 외쳤다. "아빠, 빨간불이니까 빨리 가야 해요!" 유치원에서 신호등을 배운 지 얼마 안 된 후의 일이었다.
  빨간불과 초록불에 대해 정확히 알고 있는데도 불구하고, 갑자기 아이가 이렇게 외치니 당황스러웠다. 손을 잡고 인도에서 건널목을 건널 때는 이 색깔을 헷갈린 적이 없었다. 아이와 한참을 이야기한 후에야 아이가 그렇게 외친 이유를 알게 되었다. 아이 입장에서 사람은 파란불일 때 횡단보도를 건너고, 차는 빨간불일 때 가더라는 것이다. 보행자 신호만 바라보며 횡단보도에 서 있을 때는 정말 그렇다.
  결국 사람이 보는 보행자 신호와 자동차가 보는 신호가 따로 있으며, 이들이 서로 반대로 작동한다는 설명을 해야 했다. 네 살 꼬마가 이해할 수 있는 내용인지 알 수는 없었지만 매번 초록불에 횡단보도를 지나가는 아빠가 신호를 위반하는 것이 아니고, 나쁜 운전자가 아님을 열심히 설명해야 했던 기억이 있다.

아이들은 이렇게 세상을 배워간다. 하나를 알고 나면 또 다른 과제가 기다리고 있다. 어른이 어른 방식으로 이야기해준 것을 아이는 자기 나름대로 재해석한다. 아이들이 세상을 알아가느라 매일매일 이렇게 많은 생각을 한다는 사실을 엄마는 알아줘야 한다.

내가 만약 그날 운전자와 보행자의 차이에 대해 자세히 설명하지 않고, 그저 초록불일 때는 가고 빨간불일 때는 서는 거라는 설명만 했더라면 아이는 꽤 오래도록 신호등 체계를 파악하기 힘들었을 것이다. 아이들이 세상을 이해해가는 과정은 이렇듯 우리의 예상을 뛰어넘는 경우가 많다. 아이와 마주 보고 커플댄스를 추면서 아이가 이해하는, 그리고 아이가 바라보는 것을 함께 느껴볼 수 있다.

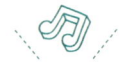

아이는 훌륭한
재즈 연주자다

음악을 통해 우리는 다양한 정서적 경험을 한다. 시간과 공간이 전혀 다른 문화 속에 살았던 유럽 작곡가의 음악을 들으면, 그가 전달하고 싶었던 정서를 느낄 수 있다. 도대체 어떻게 이런 일이 가능한 걸까? 이성적으로 생각하면 불가사의한 일이다. 물론 그림을 비롯한 모든 예술 활동이 그렇다. 그러나 음악은 다른 예술 장르와 비교해 아주 특별한 점이 있다. 바로 '중간 전달자'가 있다는 사실이다.

미술은 내가 직접 보고 느껴야 한다. 루브르 박물관에 방문해 수백 년 전 어느 화가가 남긴 유명한 작품을 감상한다고 치자. 이때 그 그림과 나 사이에는 아무것도 존재하지 않는다. 물론 그림을 더 잘 이해하기 위해 작품이 가진 역사적 의미라든가 미학적 관점을 해설해주는 책을 읽거나 안내자의 설명을 들을 수도 있다.

그러나 책이나 안내자가 없어도 미술작품을 보고 느끼는 것이 불가능한 건 아니다. 그저 혼자 그림을 찬찬히 들여다보는 것만으로도 미술작품은 얼마든지 즐길 수 있다. 안내자나 책은 화가와 그림을 보는 사람 사이의 중간 매개체가 아니기 때문이다.

음악은 다르다. 우리는 누군가 작곡해놓은 악보를 감상하지 않는다. 작곡가가 음악을 작곡해 악보로 남기면 다른 누군가가 그 악보를 해석해서 연주로 전달해야만 한다. 이 중간 매개 과정이 없다면 우리는 음악을 감상할 수 없다. 음악은 지휘자, 연주자와 같은 중간 전달자가 반드시 있어야만 한다.

작곡가가 표현하고 싶었던 정서가 직접 우리에게 전달되는 것이 아니라 중간 전달자의 해석, 즉 '연주'라는 또 하나의 과정이 추가되어야만 음악을 감상할 수 있는 것이다. 바로 이 점이 음악의 특별한 점이다. 연주라는 중간 과정이 있기 때문에 시대를 뛰어넘는 정서전달이 가능한 것이다. 그렇다면 왜 음악을 작곡하기 시작한 것일까? 언어로 표현할 수 없는 것들을 전달하고자 하는 욕구 때문이다.

언어는 불완전하다. 인간은 다른 사람이 자신의 감정에 함께 공감해주기를 바란다. '함께 느끼기'는 인간의 본능적 욕구다. 사랑에 빠진 사람은 상대방도 자신과 같은 감정을 느끼길 바란다.

아울러 인간은 정서표현을 통해 자신의 상황을 다른 사람에게 알리고 싶어 한다. 아기가 태어나자마자 울음을 터뜨리는 것도 마찬가지다. 자신의 힘든 상황을 알리려는 것이다. 아기는 엄마의 자궁을 벗어난 바로 그 순간부터 다른 사람에게 자신의 상황을 알리려고 한다.

자신의 느낌을 타인과 공유하고, 내면의 상황을 알리려는 그 욕구를 해결하기 위해 언어를 사용한다. 하지만 언어에는 한계가 분명히 있다. 언어는 인지적이고 합리적인 것들을 공유할 수 있게 만들어진 소통의 도구이기 때문이다. 정서나 감정표현에는 지극히 제한적이다. 절대 논리적일 수 없는 내면의 느낌을 언어의 형식논리를 통해 표현하려고 할 때, 언어의 한계는 분명해진다.

언어를 통한 소통의 부족함을 메우기 위해 인간은 예술이라는 또 다른 매체를 사용한다. 특히 음악은 미술이나 조각 같은 시각적 조형예술에 비해 매우 뛰어난 정서표현의 매체다.

기분이 좋거나 신이 나면, 자신도 모르게 껑충껑충 뛰면서 환호를 지르는 것은 본능이다. 그런 행동이 춤이 되고 노래가 되는 것이다. 내면의 정서에 대한 인간의 신체적 반응 자체가 음악적 본능이란 이야기다. 그러한 본능을 보다 세련된 형태로 정리해서 세대를 이어 전달할 수 있도록 체계화한 것이 바로 음악이다.

아이들이 자라는 모습에서도 음악이 본능이라는 것은 아주 쉽게 발견할 수 있다. 유치원에 다니는 만 3~5세 아이들이 노는 장면을 잘 관찰해보면 자신이 하는 말에 음을 붙여 이야기하는 것을 볼 수 있다.

누구나 어린 시절 친구들과 놀 때 엄지손가락을 세우고 "나하고 놀 사람 여기 붙어라" 하며 음정에 맞춰 노래한 기억이 누구나 있을 것이다.

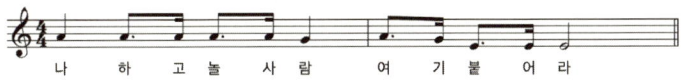

이렇게 말과 음이 합쳐진 것을 독일어로 '톤슈필ton-spiel(말투의 어조를 가지고 노는 놀이)'이라고 한다. 아이들은 이 톤슈필을 아주 쉽게 배운다. 누가 가르쳐주지 않아도 아이들끼리 톤슈필을 만들어낸다. 엄마나 선생님이 노래하듯 말끝에 음을 붙여 이야기하면 바로 따라한다. 요즘 애들 말로 하자면 톤슈필은 아주 '중독성'이 강한 놀이다.

아이가 말에 음을 붙여 노는 톤슈필을 어른들보다 훨씬 더 자연스럽게 잘하는 이유는 정서를 표현하는 음악이 합리적 사고를 전달하는 언어보다 더 본능적이라는 뜻이다. 어른이 되면서 정서를 표현하는 것이 미성숙하게 여겨지고, 합리적 의사소통만이 강조되면서 인간은 자신의 정서를 표현하는 일이 점점 더 힘들어진다.

심형래가 바보 같은 표정으로 "영구−읎−다!" 하는 것을 보고 웃었던 기억이 누구나 있을 것이다. 심형래의 이 "영구−읎−다!"는 어릴 때 엄마가 얼굴을 손으로 가리며 "엄마−없−다!" 하며 놀았던 것의 변형일 따름이다. "엄마−없−다!"라는 문화적 놀이가 있었기에 "영구−읎−다!"라는 단순하기 그지없는 코미디가 그토록 편안하고 기분 좋았던 것이다.

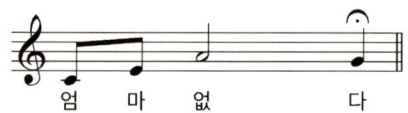

엄마가 "엄마−없−다!"라면서 얼굴을 잠시 숨겼다가 보여주면 아기들은 누구나 아주 즐거워한다. 엄마의 얼굴이 사라졌다 나타나는 것이 신기하기도 하거니와 "누구−없−다!"는 엄마의 말이 [도

미–라–솔]이라는 멜로디를 가지고 있기 때문이다. 아주 단순한 엄마와 아기의 놀이지만, 이런 음악적 요소가 점차 발전해 오늘날 우리가 누리고 있는 음악이 된 것이다.

아이와 놀아줄 시간이 양적으로 부족한 엄마아빠들은 질적으로라도 채워줄 수 있어야 한다. 아이와 노는 시간 동안은 완전히 아이에게 집중해야 한다는 뜻이다.

다양한 놀이를 시도해 아이를 즐겁게 해주자. 톤슈필은 그런 의미에서 아주 훌륭한 놀이다. 아이가 즐거워할 뿐 아니라, 아이 스스로 다양한 형태로 변형시켜가며 즐기기 때문이다. 음악에서 말하는 '변주'를 한다는 이야기다.

재즈는 바로 이런 변주의 본능에서 출발한다. 아이와 엄마가 말끝에 음을 붙여 반복하는 톤슈필은 다양한 형태로 변형되어 한동안 지속된다. 장난감이 바뀌거나 행동의 맥락이 바뀌어도 톤슈필은 지속되는 경우가 대부분이다. 아이는 곧바로 엄마의 변주 능력을 뛰어넘는 놀라운 실력을 발휘한다. 톤슈필을 통해 아이는 재즈 연주자의 본능을 유감없이 발휘하게 되는 것이다.

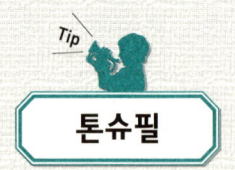

톤슈필

'톤슈필ton-spiel'은 독일어다. 영어로 직역하자면 '톤 플레이tone play'다. 톤ton은 영어의 톤tone처럼 '음'이라는 뜻이고, 슈필spiel은 영어의 플레이play와 같이 '놀다, 연주하다'라는 뜻이다. 우리말로 직역하면 '음 놀이'라고 할 수 있다. 그러나 음 놀이라는 단어의 어감이 음악적 요소를 분명히 하지 않는 듯해 여기서는 원어 그대로 톤슈필이라는 단어를 사용한다.

톤슈필은 단순히 아이들 놀이에 그치지 않는다. 실제 하나의 음악 형식으로 발전해 실제로 클래식 음악의 한 영역이 된다. 톤슈필처럼 언어가 음악으로 발전한 예가 '레치타티보recitativo'다. 오페라나 오라토리오에서 아름다운 선율로 주인공의 감정을 표현하는 아리아Aria와 달리, 레치타티보는 주인공이 처한 상황이나 스토리

전개를 설명하는 역할을 맡는다.

레치타티보는 주로 오페라, 오라토리오, 칸타타 등에 쓰이지만 시간상으로는 훨씬 이전부터 존재했다. 톤슈필과 레치타티보는 모두 말에 약간의 음을 붙였다는 공통점이 있다. 세상의 모든 아이들은 톤슈필 혹은 레치타티보를 아주 훌륭하게 해낼 수 있다.

음이 붙은 말은 그냥 하는 말보다 훨씬 더 잘 전달될뿐더러 기억도 훨씬 오래 할 수 있다. 한마디로 중독성이 강하다는 뜻이다.

톤슈필과 징슈필의 차이점

앞서 이야기했던 징슈필과 톤슈필이 어떤 차이가 있을지 궁금해할 것 같아 다시 두 가지의 차이점을 살펴본다. 톤슈필은 하고 싶은 이야기에 음을 붙이는 훈련이고, 징슈필은 기존의 노래를 놀이에 접목시키는 훈련이다.

톤슈필의 예

[성은아 노올~자]

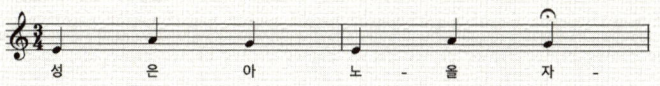

징슈필의 예

블록쌓기 놀이를 하다가 블록이 무너졌을 때
[바람 불어도 괜찮아요 괜찮아요~]
여기에 가사를 살짝 바꿔서 이렇게 부를 수 있다.
[무너졌어도 괜찮아요 괜찮아요~]

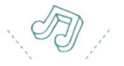

엄마는 훌륭한
재즈 연주자가
되어야 한다

 클래식이든 팝송이든 음악을 좋아하는 사람들 대부분은 마지막 단계에서 재즈를 듣게 된다. 재즈는 아주 감각적인 음악이다. 재즈 연주는 음악성이 아주 뛰어난 사람만 할 수 있다. 즉흥적이어야 하기 때문이다.
 재즈의 중요한 음악적 요소를 들라면 단연 즉흥성을 꼽을 수 있다. 멜로디나 리듬을 즉흥적으로 연주할 수 있어야 한다는 의미다. 아이를 키우는 엄마는 훌륭한 재즈 연주자여야 한다. 아니, 이미 아주 훌륭한 재즈 연주자다. 아이와의 일상이 즉흥성의 연속이기 때문이다.
 사실 '그 사람은 즉흥적이다'라고 할 때의 '즉흥적'이란 표현은 한국사회에서 그다지 긍정적인 뜻이 아니다. 즉흥적 행동이란 돌발적이고, 주위 사람들을 당황케 한다는 뉘앙스다. 하지만 연애를 할 때는 즉흥적인 남자가 매력적이다. 커피숍에서 대화하다가 바다에 대한 이야기가 나왔을 때, 그 자리에서 바로 동해 바다로 떠나자고 할 수 있는 즉흥적인 남자에게 여자들은 매력을 느낀다.

남녀를 비교해보면, 즉흥적이란 표현은 주로 남자들에게 쓰인다. 여자들에게는 즉흥적인 행동이 별로 안 나타난다. 문화적으로 여자들은 여러 가지 제약이 많은 사회에서 성장하기 때문이다. 특히 결혼을 하고 아이를 기르다 보면, 틀을 벗어나면 안 될 것 같은 생각에 자기 자신을 더 묶어두게 된다. 스스로 정해놓은 시간에 할 일을 해야 하고, 규칙과 원칙을 지켜야 한다. 이 틀을 벗어나면 온 집안이 뒤죽박죽이 되기 때문이다.

즉흥적이면 안 될 것 같은 주부에게, 아이를 키울 땐 즉흥적 능력이 있어야 한다고 말하려니 많이 모순적이다. 하지만 엄마들은 이미 실생활에서 즉흥적 변주를 매일 실천하며 살고 있다. 일종의 순발력이다.

늘 재미있게 가지고 놀던 장난감을 어느 날 갑자기 귀찮아하며 징징거리는 아이를 달래야 할 때, 엄마는 아주 즉흥적으로 그동안 놀던 방식과는 전혀 다른 방식으로 장난감을 가지고 놀아준다. 아이가 흥미를 가질 만한 변형된 놀이를 바로 찾아내는 것이다.

있지도 않은 이야기를 만들어내기도 하고, 노래를 불러주기도 하고, 목소리의 높낮이나 몸동작의 속도를 바꿔가며 아이가 재미있어 하도록 온갖 변형을 가한다. 이것이야말로 바로 엄마의 재즈 능력인 것이다.

간혹 아이가 왜 그러는지를 알아내려고 "도대체 너 왜 그러니?" 하며 아이와 진지한 대화에 돌입하는 돌직구형(?) 엄마가 있다. 그러나 아이들은 자신이 말로 표현할 수 있는 일에는 별로 짜증내지 않는다. 말로 상대방을 이해시킬 수 없기 때문에 짜증을 내는 것이다. 진지하게 물어보면 아이가 진지하게 자신의 상태를 설명할 수 있으리라 생각하는 엄마는 초보 엄마다.

베를린 예술대학에서 공부하던 시절, 내게 가장 어려운 과목이 바로 즉흥연주improvisation였다. 말 그대로 하나의 주제를 주고, 그 주제를 다양한 방식으로 연주해야 하는 수업이었다. 즉흥연주 수업이긴 해도 대부분 일주일 전에 미리 주제가 주어지기 때문에 집에서 준비해갈 수는 있다. 하지만 이 수업을 미리 준비해오는 독일 친구들은 아무도 없었다. 그들은 모두 아이디어 메모장 같은 종이 한 장을 들고 피아노 앞에 앉아 끝도 없이 즉흥연주를 하곤 했다.

한국에서 그런 수업을 거의 받아보지 않은 나로서는 일주일 내내 고민하며 피아노로 쳐보고, 수업에서 연주할 수 있도록 악보로 그려놓곤 했다. 그러자니 그 수업을 준비하는 시간이 늘 부족했다. 아니, 어쩌면 시간이 부족했다기보다 아이디어가 부족했다는 표현이 옳을 것이다. 그러니 피아노 앞에 앉으면 손가락이 알아서 움직이는 즉흥연주 실력을 가진 독일 친구들이 마냥 부럽기만 했다.

더 답답한 노릇은 그 친구들에게 어떻게 해야 즉흥연주를 잘할 수 있느냐고, 제발 좀 가르쳐달라고 하면 그들은 "그냥"이라고 대답한다는 거였다. 도대체 평소에 어떻게 연습했기에 그렇게 자연스럽게 즉흥연주가 되느냐고 물어도 "그냥 그렇게" 된 거란다.

난 그런 건 있을 수 없다고 생각했다. 그래서 그들과 나의 차이점을 알아내려고 무척 애썼다. 그러던 어느 날 독일 학생들과 나 사이에 아주 분명한 차이가 있다는 사실을 깨달았다.

나는 즉흥연주를 하나의 작곡 수업으로 생각하고 있었다. 그러나 독일 학생들은 그저 음을 가지고 장난치는 놀이 시간으로 생각하고 있었던 것이다. 이렇게도 해보고 저렇게도 해보다가 맘에

드는 것이 있으면 본인만이 기억할 수 있는 방식으로 메모하는 것이 전부였다. 그러다 보니 매번 다른 즉흥연주가 나왔다. 이전과는 다른 새로운 연주가 나오면 더 좋아했다. 끝도 없이 계속되는 진정한 즉흥연주였다.

그러나 내가 하는 즉흥연주는 전혀 즉흥적이지 않았다. 즉흥연주 기법에 맞게 작곡된 것을 연습하는 것에 불과했다. 형식은 즉흥연주지만 내용은 일반 작곡수업과 다를 것이 전혀 없었던 것이다.

재즈 음악처럼 진정한 즉흥연주는 실제 그 자리에서 즉흥적으로 연주될 때 그 생명력을 갖는다. 재즈 연주자를 보면 중간에 각 연주자가 각자의 연주실력을 한껏 뽐내는 솔로 부분이 있다. 이 부분의 연주를 보면서 나는 늘 생각한다. 함께 연주하는 동료 연주자들은 저 솔로 부분을 이전에 들어본 적이 있을까?

만약 그 즉흥적인 솔로 부분이 유학시절 내 가짜 즉흥연주처럼 악보로 기록하고 철저히 연습한 것이었다면 청중은 가짜라는 것을 바로 알아차릴 수 있다. 일단 함께 연주하는 동료들의 태도가 다르다. 즉흥연주인 것처럼 속이는 연주라면 다른 연주자들이 솔로 연주자를 향해 그렇게 감탄하는 표정을 지을 수 없다. 오히려 연습한 것을 틀리지 않고 제대로 연주하나 하며 걱정스럽게 바라볼 것이다.

진정한 즉흥연주는 무대의 다른 연주자들을 감격하게 만든다. 무대 위의 연주자들 스스로 감동해야 무대 아래의 청중들도 감동하게 된다.

재즈 음악의 매력이 바로 이 즉흥성에 있다. 늘 같은 곡을 연주하는 것 같지만 자세히 들어보면 매번 다르다. 조금씩 변하며 살아 있는 재즈가 진정한 재즈다. 즉흥연주의 미세한 변화는 청중의 반응에도 영향을 받는다. 청중의 반응이 뜨거워지면 연주자도 더 격정적인 연주를 하게 된다.

그러다 보면 즉흥연주의 어떤 부분은 다른 때보다 좀 더 길어지기도 하고, 훨씬 더 강렬한 느낌을 주기도 한다. 반면 청중의 반응이 신통치 않으면 그저 기본적인 범위 내에서 즉흥연주를 끝낸다.

청중과 연주자가 이렇게 긴밀하게 상호작용 할 수 있다는 것이 재즈의 가장 큰 매력이다. 그래서 재즈는 큰 연주홀에서 연주하는 것보다 작은 클럽에서 연주할 때 더 생동감 넘치는 것이다.

즉흥연주improvisation에 관한 자료를 조사하다 보니 반대 개념으로 등장하는 단어들에 대해 많은 생각을 하게 된다. 'improvisation'의 반대 개념으로 주로 나오는 단어는 '표준standard'이나 '매뉴얼manual'이다.

우리는 그동안 표준과 규칙을 중요시하는 세상에서 살아왔다. 지난 수십 년간 우리 사회가 너무 주먹구구로 돌아갔기 때문이다. 사회가 안정되고 합리적으로 돌아가려면 예측가능 해야 하고, 그러려면 표준과 규칙이 명확해야 한다. 그러나 사회 발전의 어느 단계부터는 표준과 매뉴얼이 지나치면 오히려 해가 된다.

일본에 사는 친구는 내게 이런 말을 한다. 일본사람에게 부탁해서는 되는 일이 없단다. 특히 서비스를 받아야 하는 분야에서 더 그렇단다. 매뉴얼에 지시된 내용 이외의 업무는 하려고 하지도 않고, 그럴 만한 능력도 없다는 것이다.

나는 일본이 친절하고 서비스가 좋은 나라 아니냐고 반문했다. 그 친구 말은 오히려 반대였다. 겉모습은 친절하고 상냥하지만 실제로 되는 일이 없으니, 내용적으로는 전혀 친절하지 않은 나라라는 것이다. 로봇처럼 정해진 것만 친절하게 수행할 뿐, 고객의 새로운 요구에 대응할 능력이 없다는 것이다. 한마디로 자신의 업무 영역에서 즉흥연주 능력이 전혀 없다는 이야기다.

표준에 맞춰 엄마의 역할을 잘해내는 엄마, '좋은엄마 매뉴얼'에 등장하는 규칙대로 움직이는 엄마가 아이의 즉흥능력 발달을 방해하는 건 아닌지 생각해볼 필요가 있다. 아이들은 기본적으로 아주 훌륭한 즉흥성을 가지고 태어난다. 놀이는 즉흥연주 그 자체다. 아이가 놀면서 보여주는 즉흥연주 능력에는 놀랄 수밖에 없을 것이다.

초등학교 2학년 유빈이는 또래 남자아이들이 그렇듯 많이 산만하다. 그런 유빈이의 특별한 재능을 알게 된 것은 음악원 수업의 즉흥연주 시간에서였다. 유빈이는 말렛mallet(타악기 연주에 사용되는 스틱)을 가지고 음악실의 타악기들을 모두 두드리며 탐색에 나섰다. 그렇게 한참을 놀더니 이제는 다른 도구를 가지고 타악기 연주를 시도했다. 처음에는 모양이 말렛처럼 긴 것들을 찾아왔다. 젓가락, 국자, 자 이런 것들이었다.

그러던 중에 공을 북에 떨어뜨려 장난치기 시작했다. 공이 큰 북 위에 떨어지면, 통통 튀면서 한 번이 아니라 여러 번 소리가 나는 것을 재미있어했다. 그러더니 공이 튀는 동안, 튀어 올라가는 높이가 점점 낮아지며 소리가 점점 빠르게 나는 것을 신기해했다. 좀 지나자 여러 가지 공을 가지고 북에 떨어뜨리기 시작했다. 테니스공, 탁구공, 탱탱볼 등.

유빈이는 골프공이 내는 소리가 제일 좋다고 했다. 조금 후에는 북 위에 골프공을 여러 개 올려놓고 놀기 시작했다. 골프공 하나를 떨어뜨리면 나머지 공들이 따라서 춤을 추기 시작했다. 큰 북 위의 물건의 질감과 무게, 그리고 크기에 따라 전혀 다른 소리가 나는 것을 보며 아주 즐거워했다.

이렇게 유빈이는 혼자서 아주 오랫동안 놀았다. 유빈이 엄마는 아이가 이렇게 하나에 관심을 갖고 집중하며 탐색하는 것을 본 적이 없다며 무척 신기해했다.

즉흥연주 능력을 키우려면 적어도 악기 연주 실력이 어느 정도 수준이 되어야 한다고 흔히들 생각한다. 하지만 유빈이의 북 연주를 보면, 악기 연주 실력과 상관없이 누구나 즉흥연주를 얼마든지 할 수 있다는 것을 알 수 있다.

이후로 유빈이가 북을 좋아하게 됐음은 물론이다. 북으로 웬만한 효과음은 만들 수 있게 되었다. 거기다 친구들이 만들어내는 이야기에 효과음을 내며 놀이를 더욱 즐겁게 만들어 친구들의 인기를 독차지하게 되었다.

이런 방식으로 아이가 음악을 좋아하게 되는 것이 가장 이상적이다. 세상의 모든 도구가 악기가 되는 이런 경험이 아이들을 창의적으로 만들어준다. 표준과 매뉴얼에 익숙한 엄마 밑에서 자란 아이들은 이런 즉흥연주의 세계를 너무 일찍 벗어나게 된다. 대신 엄마가 보내주는 '창의력 학원'에 다닌다.

즉흥연주는 음악에서만 사용되는 용어가 아니다. 예술 영역에 속하는 모든 분야에서 즉흥연주 능력은 요구된다. 춤에서도 연극에서도 미술에서도 즉흥연주 능력은 요구된다. 우리의 일상은 더욱더 그렇다. 온통 예상치 못한 일들 천지기 때문이다. 인생은 예술처럼 살 수 있어야 행복하고 즐거운 삶이 될 수 있다.

학교에서 우리 아이들은 표준과 매뉴얼을 배우고 익힌다. 표준과 매뉴얼을 익혀야 이 세상의 일원이 될 수 있기 때문이다. 그러나 표준과 매뉴얼은 딱 거기까지다. 창의적 능력과는 거리가 멀다. 아이들이 학교에서 창의력까지 배우기를 기대하는 엄마는 너무 욕심이 많은 것이다.

인생의 즉흥연주 능력은 놀이를 통해 길러진다. 그중에서도 엄마와의 놀이는 이 즉흥연주 능력이 최초로 경험되는 곳이다. 엄마 역시 아기가 세상에 나올 때부터 훌륭한 재즈 연주자가 된다. 본능적으로 그렇다는 말이다. 그러나 두려움과 불안 때문에 엄마는 자꾸 표준과 매뉴얼을 찾는다.

음악을 매개로 한 아이와의 놀이는 엄마의 이런 두려움을 없애

준다. 그래서 아주아주 옛날부터 세상의 모든 엄마는 아기를 위해 노래를 만들었던 것이다. 그 노래는 아기만을 위한 노래가 아니었다. 엄마를 위한 노래기도 했다. 마치 재즈의 즉흥연주가 관객과 연주자 모두를 위한 음악인 것처럼.

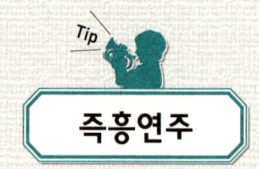

즉흥연주

 즉흥연주라고 하면 그저 연주자가 자기 마음대로 그 자리에서 연주하는 것처럼 생각할 수도 있다. 물론 짜여진 각본대로 연기하지 않는 배우처럼, 악보에 의존하지 않고 연주한다는 점에서는 자유롭게 연주하는 것이 맞다. 하지만 즉흥연주라고 해서 연주자가 한없이 자유롭게 연주할 수 있다는 뜻은 아니다.
 재즈 아티스트들은 이런 표현을 종종한다. "클래식 음악은 고시古詩를 낭송하는 것이고, 재즈는 대화를 하는 것이다!" 클래식을 전공한 사람으로서 좀 아쉬운 표현이긴 하지만 적절한 표현이다.
 재즈 음악의 특징을 가장 돋보이게 하는 것이 바로 즉흥연주다. 그렇다면 재즈 음악에서의 즉흥연주는 대화의 어떤 경우에 해당

할까?

  처음 만난 남녀가 서로에 대해 알아가는 대화를 한다고 생각해 보자. 처음에는 마치 호구조사를 하듯 한쪽이 질문을 하면 다른 한쪽이 대답을 한다. 만약 계속해서 이런 대화만 주고받는다면 두 사람은 서로 호감을 갖기 어려울 것이다.

  그러다 어느 순간 자신의 관심분야를 길게 설명할 기회가 오면 그때가 가장 중요하다. 스스로 재미있어서 긴 이야기를 했는데 상대방이 공감할 수 있다면 이 만남은 계속될 수 있다.

  어쩌면 이 긴 이야기가 즉흥연주라 할 수 있다. 어느 정도 짜여진 틀 안에서 주고받긴 해도, 음악이 어디를 향해 가는지는 분명해야 한다. 그저 길기만 할 뿐 마무리를 제대로 하지 못하거나, 즉흥연주 후에 어떤 반응도 할 수 없도록 오리무중이 되면 안 된다.

  그래서 사실 즉흥연주는 즉흥적이기는 하지만 완전히 자유롭지는 않다. 화성적 구조는 어느 정도 정해져 있다. 몇 마디를 즉흥연주 할지, 연주 중간에 볼륨은 어느 정도까지 키울지, 음형은 어떤 것들을 사용할지 이런 것은 연주자가 마음껏 정할 수 있다.

  하지만 방향은 분명해야 한다. 이 방향을 정하는 것이 화성적 구조다. 그래야 마무리를 제대로 할 수 있다. 큰 틀을 벗어나지 않는, 분명한 방향이 있는, 아름다운 마무리가 있는 자유로움이 바로 즉흥연주다. 그래서 더욱 귀하고 아름답다.

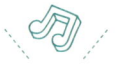

엄마의 가장
바보 같은 질문,
"우리 아이에게 음악성이 있나요?"

"선생님! 우리 아이가 음악성이 있나요?"

어린이합창단 지휘를 하던 시절, 단원 어머니들이 내게 가장 많이 했던 질문이다. 바보 같은 질문이다. 앞에서 말했듯 우리 몸은 이미 본능적으로 음악성을 가지고 태어난다. 의사소통 능력이 있다면 당연히 음악성도 있는 것이다.

나는 "당연히 음악성이 있지요"라고 대답한다. 그러나 여기서 엄마들이 궁금해하는 음악성과 내가 말하는 음악성은 전혀 다른 의미다. 엄마들은 자신의 아이가 피아노를 잘 칠 수 있느냐, 훌륭한 발성으로 노래를 부를 수 있느냐를 궁금해하는 것이다. 말하자면 음악적 기술을 잘 익힐 수 있는가를 물어보는 것이다.

그러니 '아이가 음악성이 있느냐'는 엄마들의 질문은 '아이에게 음악 학습능력이 있느냐'는 말의 다른 표현이다. 우리 아이가 앞으로도 계속 음악을 공부해도 되겠느냐고 묻고 싶은 것이다.

"우리 아이가 공부하기에 좋은 머리를 가지고 있나요?"라고 묻는 것과 "우리 아이 머리가 좋은가요?"라는 질문도 마찬가지다. 머리 좋은 아이가 꼭 공부를 잘하는 것도 아니고, 공부 잘하는 아이가 꼭 머리 좋은 것도 아니다.

일단 공부의 분야가 너무 다양해서 자기가 잘할 수 있는 분야를 찾는 것이 무엇보다 중요하다. 또한 대부분의 아이들은 실제로 머리가 좋다. 어떤 기준으로 보느냐에 따라 다를 뿐이다.

음악도 마찬가지다. 아이가 타고난 음악성을 적용할 수 있는 분야는 다양하다. 타고난 음악성을 잘 발달시킬 수 있는 맥락을 찾아내면, 아이의 음악 학습능력도 그에 걸맞게 높아질 것이다.

그리고 음악 학습능력에는 음악성 말고도 여러 가지 다양한 요소들이 영향을 미친다. 공부를 잘하려면 정서적인 안정과 집요한 성격이 필요한 것처럼 말이다. 진짜 문제는 음악성이 있고 없고가 아니다. 모든 아이가 뛰어난 음악성을 가지고 태어나지만, 안타깝게도 자라면서 타고난 그 음악성을 상실해간다는 사실이다.

좋은 부모는 아이에게 없는 재능을 심어주기 위해 애쓰지 않는다. 아이가 타고난 재능을 스스로 발견할 수 있도록 도와준다. 그리고 그 재능을 지속할 수 있도록 배려한다. 재능을 유지하고 있으면 그 재능을 발휘할 기회는 반드시 온다.

그러나 우리나라 음악교육의 가장 큰 문제는 부모들의 과도한 욕심이나 아이들의 개성을 전혀 고려하지 않는 음악교육 시스템으로 인해, 아이들이 타고난 음악성을 채 발견하기도 전에 음악에 대한 흥미를 잃게 된다는 것이다.

다음과 같은 사례는 우리 주변에서 흔히 들을 수 있는 이야기다. 분명 음악을 좋아했는데, 어느 날부터 피아노 학원을 가지 않겠다고 우기는 아이 때문에 고민이란다. 이 아이는 학원에서 가르치는 단계에 따라 피아노를 재미있게 배워왔다. 그러다 '체르니'를 치면서부터 피아노 치는 것을 아주 괴로워하게 됐다. 결국 울면서 피아노를 그만두겠다고 한다. 이 아이는 정말 피아노가 싫어진 걸까?

아닐 수도 있다. 체르니라는 교재가 아니었다면 이 아이는 음악을 계속 좋아하고, 피아노 치는 것을 여전히 즐겼을지도 모른다. 체르니 대신 다른 교재라도 사용했더라면 아이는 여전히 즐겁게 피아노 학원에 다녔을 수도 있다.

말이 나온 김에 피아노를 배우는 한국의 많은 아이들을 그토록 고통스럽게 만드는 체르니에 대해 잠깐 살펴보자. 체르니는 피아노 연주자이자 작곡가인 카를 체르니 Carl Czerny, 1791~1857가 만든 피아노 연습 교재다. 여전히 한국의 많은 피아노 학원에서 체르니를 가르친다. 한때는 체르니 몇 번을 치느냐로 아이의 피아노 실력을 가늠하기도 했다.

체르니 표지에는 독일어로 'DIE SCHULE DER GELÄUFIGKEIT'라고 적혀 있다. 'GELÄUFIGKEIT'는 동사 'laufen(달리다)'에서 파생된 단어다. 그러니까 체르니는 손가락이 달려가듯 빠르게 연주할 수 있도록 도와주는 연습곡이라고 할 수 있다. 빠른 기술을 익히는 것에 주안점을 둔 교재라는 말이다.

피아노를 재미있어 하던 아이가 체르니에 이르면 그만두고 싶어 하는 이유가 바로 여기에 있다. 손가락을 빨리 움직이는 기술을 익히기 위해 재미없고 어려운 곡을 끊임없이 연습해야 하기 때문이다. 인내심이 많은 어른도 그런 일은 하고 싶지 않다. 하물며 어린아이가 어찌 그런 연습을 좋아할까?

만약 이 과정을 다행히 잘 넘어간 아이가 있다면 둘 중 하나다. 엄마나 선생님께 혼날 것이 무서워 꾹 참고 연습했든가, 아니면 정말 피아노를 잘 치고 싶어서 어려운 과정을 극복했든가.

독일 유학시절, 한국의 어린 중고생들이 엄마 곁을 떠나 일찌감치 유학 오는 경우를 많이 봤다. 그들은 한국에서 모두 천재 피아니스트였다. 세계적인 콩쿠르에서 입상하는 경우도 많았다. 그러나 그토록 뛰어났던 아이들이 나이가 들수록 하나둘씩 사라졌다.

어려서 천재였던 연주자가 나이 들어서도 완숙미 있는 연주가로 남아 있기는 그리 쉬운 일이 아니다. 나이가 들면서 차츰 자신의 음악세계를 표현해야 하기 때문이다. 자신의 음악세계는 얼마나 피아노를 즐기며, 자신만의 해석으로 연주할 수 있느냐에 따라 결정된다. 그런데 과도한 테크닉 훈련으로 자기 세계를 표현하는 법을 익힐 시간이 없었던 어린 천재들은 결국 어디론가 사라져버리고 만다.

체르니는 처음부터 손가락 연습용으로 만들어진 교재이므로 연습이 필요할 때만 사용하면 된다. 예를 들어 모차르트의 〈피아노 소나타〉를 제대로 표현하기 위해 빠르게 연주하는 기술이 필요할 수 있다. 그럴 때 체르니 중에서 도움이 될 만한 곡을 선택해 훈련하는 것이다.

다시 말해 아름다운 곡을 치고 싶은데 기술적으로 부족한 면을 보강해야 할 때 사용하면 되는 것이다. 구태여 체르니를 1번부터 차례로 연습해야 할 이유가 없다.

중요한 건 아이가 음악을 싫어하지 않게 배려하는 것이다. 한 번 질린 것을 다시 좋아하기란 정말 어려운 일이기 때문이다. 특히 어릴 때 질린 것은 평생 트라우마로 남는다. 음악도 마찬가지다. 음악이 아무리 좋아도 온종일 참고 연습해야 한다면 더는 음악을 즐길 수 없게 된다.

악기를 전공하는 아이들은 대부분 다섯 살 때부터 고된 연습을 한다. 다른 친구들은 놀거나 자는 시간에 악기를 연습해야 연주자가 될 수 있다. 아니, 연주자가 되는 것에 앞서 그래야만 대한민국의 음대에 입학할 수 있다. 대학에 가기 위해서, 혹은 엄마가 시키니까 어쩔 수 없이 악기 연습을 계속하는 아이들은 어느 순간 갑자기 음악에 대한 흥미를 잃기 쉽다.

아이가 음악을 전공하길 원한다면 아이에게 어떤 음악 학습능력이 있는지 잘 살펴봐야 한다. 그리고 아이의 타고난 음악성을 유지하기 위해 어떤 노력을 해야 할지 끊임없이 고민해야 할 것이다. 음악에 대한 아이의 애정과 관심이 변하지 않는지도 수시로 주의 깊게 살펴봐야 한다. 엄마는 음악에 대한 아이의 사랑이 평생 지속될 수 있도록 도와주는 사람이어야 한다.

음악은 단순 기술을 배우는 영역이 아니다. 남보다 부지런히 갈고 닦는다고 얻어지는 것도 아니다. 체르니 같은 기술 연습이 어렵고 재미없어도, 음악이 즐거워서 참고 해낼 수 있는 아이가 되도록 배려해야 한다.

 엄마가 관심을 갖고 궁금해해야 할 것은 우리 아이에게 음악성이 있느냐 없느냐가 아니다. 아이의 음악성을 어떻게 찾아줄 수 있을지, 이미 갖고 있는 혹은 계발된 음악성을 어떻게 하면 오래 즐기며 누릴 수 있을지 그 방법을 고민해야 한다.

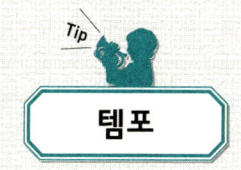

템포

Largo － Andante － Andantino － Moderato －
Allegretto － Allegro － Vivace

위의 용어는 '빠르기'를 일컫는 용어들이다. 왼쪽의 느린 템포 용어에서부터 오른쪽으로 갈수록 빠른 템포 용어다. 메트로놈 템포로 권장하는 빠르기가 있기는 하지만, 그 폭이 워낙 넓어 같은 용어 안에서도 여러 가지 템포로 연주할 수 있다. 결국 여러 가지 상황을 고려해 연주자가 템포를 설정하게 된다.

안단테는 '느리게', 알레그로는 '빠르게'라고 하며 음악 시간에 열심히 외웠던 기억이 있을 것이다. 하지만 정작 이런 음악 용어가 등장하면 일단 두렵다. 우리말로 해도 될 것을 굳이 이탈리아어로 알아야 하는 것은 아니다. 다만 그런 게 있다는 정도만 알고, 필요할 때 찾아볼 수 있으면 된다. 용어의 생성 유래를 생각하면 그게 맞다.

이탈리아 도로에 'Andante'라고 적힌 것을 보고 깜짝 놀랐던 기억이 있다. 우리나라도 학교 주변 도로에 '천천히'라고 적혀 있듯이 이탈리아에서도 마찬가지 의미로 씌어 있는 것이었다.

'Andante'는 '걷다'라는 뜻을 가진 'andare'의 현재 분사형이다. 그러니까 '느리게'라고 하기보다는 '걸어가는 느낌으로'라고 하는 게 더 정확하다. 천천히 산책하는 걸음 정도의 빠르기인 것이다. 메트로놈 템포로 4분음표(♩)=70은 사람에 따라 느리다고 느끼지 않을 수도 있는 템포다.

교향곡이나 협주곡처럼 여러 악장으로 이루어진 곡에서의 빠르기 말은 각 악장의 템포보다는 전체 곡의 구조를 파악하는 데 도움이 된다. 전체 4악장 중에서 어떤 악장에 빠른 악장을, 어떤 악장에 느린 악장을 배치했는지 알 수 있다. 그리고 그 템포도 앞뒤 악장의 템포에 따라 상대적으로 결정된다.

템포를 정하는 중요한 요인 중에 공간의 잔향이 있다. 잔향이 거의 없는 건조한 공간에서는 평소보다 조금 빠르게 연주하는 것이 좋고, 잔향이 긴 공간에서는 조금 느리게 연주하는 것이 좋다.

연주되는 전후 음의 사이를 부지런히 메워야 하는 공간인지, 음이 충분히 울리도록 기다려줘야 하는 공간인지에 따라 템포가 결정된다는 이야기다. 연주회를 앞두고 연주회장에서 마지막 리허설을 하는 것은 바로 이런 공간 적응을 위한 것이다.

이런 이유로 나는 합창단을 지휘할 때, '리허설 템포'와 '콘서트 템포'로 각각 다른 템포의 연습을 해둔다. 그러면 실제 연주 시에 공간 적응력이 훨씬 좋다.

이렇듯 템포를 결정하는 데는 여러 가지가 영향을 미친다. 또 여기에 연주자의 기술적 문제와 연주 해석까지 작용하면, 어떤 곡을 메트로놈 템포로 정확히 70에 연주한다는 식의 이야기는 할 수 없게 된다.

음악교육을 받고 있는 어린 연주자들에게 처음부터 끝까지 일정한 템포로 연주하는 훈련을 시킬 때는 메트로놈을 틀어놓고 연습하기도 한다. 그렇게 일정한 템포가 몸에 밴 다음에는 곡의 흐름에 따라 어떤 부분은 조금 느리게, 또 어떤 부분은 조금 빠르게 연주할 수도 있다. 처음부터 끝까지 기계처럼 같은 템포로 연주하는 연주자는 없다.

작곡가가 제시한 정해진 템포가 있어 큰 틀에서는 벗어나지 말아야 하지만, 그때그때 상황에 맞게 탄력적으로 연주하는 능력이 연주자에게는 꼭 필요하다. 마치 세상을 살아가는 속도를 정하는 것과 같다. 그래서 음악은 우리에게 많은 것을 가르쳐준다.

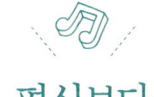

편식보다
더 나쁜 편청

유치원생을 대상으로 하는 음악 프로그램을 한창 개발하고 있을 때였다. 조카가 유치원에서 재롱잔치를 한단다. 유치원에 다니는 아이들의 실제 모습을 보는 것이 연구에 큰 도움이 되리라는 생각에 참석했다. 5~7세 아이들이 재롱부리는 모습은 언제 봐도 사랑스럽고 귀엽다. 즐거운 마음으로 재롱잔치를 지켜보는데 이상하게 시간이 갈수록 마음이 불편해졌다.

왜 그럴까 곰곰이 생각해봤다. 너무 소란스러워서 그러나? 유치원 행사는 예전에도 소란스러웠다. 아이들이 통제되지 않아 시끌벅적한 것도 그 나름의 활발한 기운을 느낄 수 있어 나쁘지 않다. 계속 불편한 마음으로 공연을 지켜보다 행사가 거의 끝날 무렵 그 이유를 찾았다. 아이들 무대의 배경이 되는 음악 때문이었다.

유치원에 다니는 꼬마 아이들이 무대에서 보여줄 수 있는 모습에는 사실 한계가 있다. 악기를 연주하거나 합창을 하기에는 아이들의 실력 차이가 심하고, 준비하는 시간도 많이 필요하다. 시간과 정성을 쏟은 것에 비해 효과도 그리 좋지 않다.

그러다 보니 음악에 맞춰 춤추는 것을 가장 많이 한다. 10여 년 전 우리 아이들이 유치원에 다니던 시절에도 상황은 비슷했다. 그러나 그 시절 유치원 아이들의 안무를 위한 배경음악은 대부분 동요였다. 또 웬만해서는 유치원 선생님들이 피아노로 직접 연주했다.

그런데 이날 아이들은 대부분 아이돌 가수들의 노래에 맞춰 춤을 췄다. 한두 번 동요가 나오기도 했지만, 이마저도 전자악기로 화려하게 편곡된 음원을 사용해서 이 노래가 동요인지 대중가요인지 구별하기 어려울 지경이었다.

요란한 음악처럼 아이들의 무용도 화려하기 그지없었다. 엄마들은 저마다 자기 아이가 예쁘게 나오는지, 선생님께서 가르쳐주신 것을 틀리지 않고 해내는지, 전체 프로그램에서 자기 아이가 출연하는 비중은 큰지, 중요한 역할을 맡았는지, 가운데 자리에서 돋보이는지에만 관심을 보였다. 어떤 이들은 그저 사진이며 동영상을 찍어대느라 정작 무대 전체는 쳐다볼 겨를조차 없었다.

상황이 이렇다 보니 아이들뿐 아니라 선생님, 부모님, 심지어 할아버지, 할머니까지 모두 지나치게 흥분한 상태였다. 거기에다 하나같이 자극적인 음악이 사용되었으니 모두 정신이 없어 보였다.

유치원에서 하는 공연은 이듬해 원아 모집에 직접적인 영향을 미친다. 따라서 유치원 입장에서는 철저하게 학부모의 성향에 맞춰 행사를 준비한다. 이런 현실에서 유치원 행사의 내용을 따지며 교육철학까지 이야기하는 것은 물론 오버다. 그러나 아이들을 위한 음악이 어디까지 허용되어야 하는가에 관해 고민하지 않을 수 없었다.

행사가 끝난 후 유치원 원장을 포함해 몇몇 학부모들과 이야기를 나눴다. 그날 사용된 음악이 자극적인 대중음악이 많았던 것에 대해 어떻게 생각하는지 물어봤다. 선생님들은 아이들을 위해 그런 음악을 선택했다고 했다. 요즘 아이들이 좋아하는 음악이 그런 분위기라며 은근히 그날의 선곡에 자부심을 느끼는 듯했다.

아이들만이 아니라 그날 참석한 가족들의 호응도 열광적이었으니 그럴 만도 했다. 부모들은 모두 흥겹고 즐거운 시간이었으니 좋았다는 반응이었다. 그 자리에서 아이들의 연령에 맞는 선곡을 했어야 하는 것 아니냐고 말을 꺼내면 아주 고루한 사람이 될 것 같았다.

선생님들은 이런 이야기도 했다. 아이들에게 피아노로만 반주하는 단순한 음악을 들려주면 바로 재미없다며 관심을 안 보인다는 것이다. 그러나 아이돌 음악을 틀어주면 어디서 봤는지(물론 TV 겠지만) 방송댄스처럼 화려한 춤사위를 펼친단다.

그러니 아이들 나름의 동작과 음악으로 공연 준비를 하기가 여간 힘들지 않다는 이야기였다. 심지어 어떤 부모들은 아이들의 수준이 높아서 이런 공연이 아니면 흥미를 느끼지 못한다고 말하기도 했다.

지금 도대체 이 부모들은 어떤 기준으로 아이들 수준이 높다고 하는 걸까? 아무리 이해하려 노력해도 도무지 이해할 수 없었다. 어떻게 하면 이런 환경을 바꿀 수 있을지, 내 마음이 바빠지기 시작했다. 먼저 뭐가 어디서부터 잘못된 것인지 알아야 했다. 이 글을 읽고 있는 독자 가운데 아이들이 화려한 음악, 대중음악을 좋아하는 게 도대체 왜 문제가 된다는 건지 의문을 갖는 사람도 있을 것이다. 그래서 내 마음이 더 바쁘다.

음악원에 상담을 오는 엄마들 중에 이런 이야기를 하는 경우가 많다. "우리 아이는 음악을 참 좋아해요. 음악이 나오면 춤을 춰요. 그래서 아이에게 음악수업을 시키면 좋을 것 같아서 왔어요."
이때 엄마들이 말하는 음악과 내가 생각하는 음악이 다른 경우가 종종 있다.

 음악은 사람의 몸을 저절로 움직이게 하는 힘이 있다. 리듬이 바로 그 역할을 담당한다. 그러니 음악을 듣고 아이가 춤을 추는 일은 너무도 자연스러운 일이다. 그러나 이런 상담을 했던 아이들이 정작 음악원에서는 춤을 잘 추지 않는다. 아이의 몸을 움직이게 했던 음악이 대부분 TV에서 나오는 화려한 댄스음악이었기 때문이다.
 물론 이런 음악적 노출이라도 없는 것보다는 있는 것이 낫다. 하지만 기왕 아이에게 음악적 노출을 시켜줄 거라면 가려가며 제대로 해줘야 한다.
 아이들이 좋아하는 음악을 들려주지 말라는 이야기가 아니다. 이런 비유를 해보면 이해가 쉬울 것이다. 아이들은 사탕도 좋아하고, 초콜릿도 좋아한다. 어떤 아이들은 밥맛을 잃어 식사 시간에 끼니를 거를 정도로 과하게 단것을 먹기도 한다. 또 어떤 아이들은 패스트푸드를 좋아한다. 친구 생일 파티에 가면 프라이드치킨, 피자, 햄버거가 단골 메뉴로 나온다. 하지만 정상적인 엄마라면 아이가 좋아한다고 이런 음식만 계속 먹이지는 않을 것이다.

아이가 좋아하든 싫어하든 간에 엄마는 건강에 좋은 음식을 먹이려 노력한다. 밥에 콩을 넣어 짓기도 하고, 시금치나 콩나물을 먹이려고 이런저런 말로 설득도 한다. 아이가 과자나 패스트푸드만 편식하는 습관이 있다면 어떻게든 고치려고 애쓴다. 이 세상에 얼마나 다양한 먹을거리가 있는지, 그중에 몸에 좋은 것은 무엇이고 해로운 것은 무엇인지 매일 반복해서 설명한다.

나이 쉰이 넘은 아들을 두신 우리 시어머님은 오늘도 전화하셔서 이렇게 말씀하신다. "에미야, 애비에게 아침마다 채소 좀 많이 먹으라고 해라!" 엄마는 바로 이런 사람이다.

다시 음악 이야기로 돌아오자. 세상에는 다양한 음악이 있다. 그런데 아이는 그중에서 화려하고 자극적인 음악만 찾는다. 춤을 춰도 갈수록 자극적인 음악에 맞춰 선정적인 춤만 춘다. 아이가 좋아하는 음악이니까 그냥 듣게 놔둬야 할까? 무슨 뜻인지도 알아듣기 어려운 가사를 따라 부르고, 아이답지 않은 춤을 따라 해도 그저 칭찬하고 박수 쳐주는 게 과연 옳은 일일까?

우선 아이들이 대중음악을 좋아하게 되는 경로부터 생각해보자. 아이들은 많이 들어본 음악을 좋아한다. 그리고 친구들이 좋아하는 음악을 따라서 좋아하게 된다. 음악에 맞춰 춤을 췄을 때 친구들이 어떤 반응을 보이는가에 관심이 많다. 이런 기준에 모두 딱 들어맞는 음악이 아이돌 음악이다.

중학생 정도의 아이들이 이런 대중음악을 좋아하는 것은 어느 정도 받아들일 수 있다. 하지만 초등학생이나 유치원생들이 동요나 클래식 음악은 시시해하고, 대중음악만 좋아한다는 건 아주 슬픈 일이다. 세상에 어떤 음악들이 존재하는지 미처 경험해보기도 전에, 자극적이고 중독성 강한 음악(나는 이런 음악을 'MSG음악'이라 한다)에 익숙해져버린다는 이야기다.

인간은 자극적인 것에 길들여지기 쉽고, 일단 그 수위가 높아지면 좀처럼 낮추기가 힘들어진다. 음식을 짜게 먹는 사람이 싱거운 음식에서는 아무런 맛도 못 느끼는 것과 마찬가지다. 그러나 신선한 음식의 재료는 양념을 덜 해야 그 진정한 맛을 느낄 수 있다. 간을 조금 덜하면 배추도 호박도 단맛이 있다는 것을 깨닫게 된다. 음악도 마찬가지다. 우리 귀에 조금 심심한 듯 들리는 음악도 자주 경험하다 보면 그 참맛을 느낄 수 있다.

요즘 아이들이 자극적이고 선정적인 대중문화에 얼마나 쉽게 자주 노출되는지, 그리고 그 영향이 얼마나 심각한지에 대한 자각이 필요하다. 적어도 이 부분만은 부모나 교사가 확실한 의지와

철학으로 통제할 수 있어야 한다.

성장해가면서 천천히 경험해도 될 것을 너무 이른 시기에 너무 갑자기, 한꺼번에 경험하지 않도록 신경 써야 할 것이다. 이유식을 막 떼고 밥을 먹기 시작한 아이에게 처음부터 맵고 짠 자극적인 음식을 먹이는 정신 나간 엄마는 없다.

세상에는 빠른 음악과 느린 음악, 시끄러운 음악과 조용한 음악, 복잡한 음악과 단순한 음악 등 다양한 음악들이 있다. 그것이 멜로디 때문일 수도, 리듬 때문일 수도, 화음 때문일 수도 있다. 이렇게 다양한 음악적 요소를 골고루 맛보고 난 후에야 비로소 음악을 제대로 즐길 수 있게 된다.

음악을 즐길 수 있다는 것은 인생의 커다란 특권이다. 꼭 있어야 하는 것은 아닐지 몰라도 제대로 누리는 사람과 그렇지 못한 사람의 삶은 질적으로 차이가 난다.

우리 아이들이 삶을 제대로 누릴 수 있도록 도와줄 수 있는 사람은 다름 아닌 엄마다. 세상의 모든 음악을 아이에게 소개해줄 수 있는 사람이 바로 엄마인 것이다. 아이에게는 엄마가 곧 세상이다.

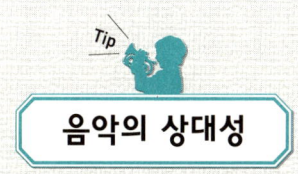

음악의 상대성

음악의 3요소

이 세상에 존재하는 모든 것의 정체성은 주변과의 관계를 통해 규정된다. 음악에서의 한 음, 한 음도 음간의 관계를 통해 설명된다. 이 관계를 음악의 3요소를 통해 이해해보자.

멜로디

음의 높낮이 변화로 이루어지는 음의 나열을 뜻한다. [도]라는 음 하나는 별 의미가 없지만, 음이 순차적으로 연결되어 관계가 생기면서 아름다운 선율이 완성된다.

리듬

긴 음과 짧은 음의 조합이 이루어내는 음의 장단을 뜻한다. 음이 하나일 때는 이 음의 길이를 이야기하는 것이 막연하다. 하지만 여러 개의 음이 연결되면 상대적으로 긴 음과 짧은 음으로 음의 성격이 정해진다.

화음

화음은 크게 협화음과 불협화음으로 나눌 수 있다. 여러 개의 음이 동시에 울릴 때 음의 파동이 서로 어우러지기도 하고 서로 방해하기도 한다.

우리가 듣는 모든 음악은 높은 음과 낮은 음, 긴 음과 짧은 음, 그리고 어울리는 음과 그렇지 않은 음들이 동시에 또 순차적으로 얽혀 있다. 아주 복잡한 그물처럼 말이다.

다이나믹

음악을 크게, 작게, 점점 크게, 점점 작게 등 어떻게 연주할 것인지를 총체적으로 이야기할 때 '다이나믹dynamic'이라는 표현을 쓴다. 음악을 살아 있게 하고, 역동적으로 느껴지게 하는 모든 방법을 포함한다.

  그런데 여기서 소리가 크다는 것과 작다는 것은 매우 상대적이다. 같은 음량도 이전의 소리가 작았다면 크게 들릴 수도 있고, 이전의 소리가 컸다면 작게 들릴 수 있다. 물론 사람의 귀가 들을 수 있는 최소 음량과 최대 음량은 존재하지만, 음악에서 역동성을 위해 음량을 변화시키는 경우는 관계 안에서 작용한다.

🎼 우리 몸에는 일정한 리듬이 있다.
몸 안에 이미 있고, 몸 안에서 끊임없이 흐르고 있는
그 리듬을 몸 밖으로 표현하게 하는 것이 바로 음악이다.
음악이 나올 때마다 자연스럽게 몸을 움직일 수 있어야 한다.
우리는 우리가 생각하는 것보다 훨씬 음악적이다.

Part 02
음악의 본질을 찾아서

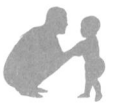

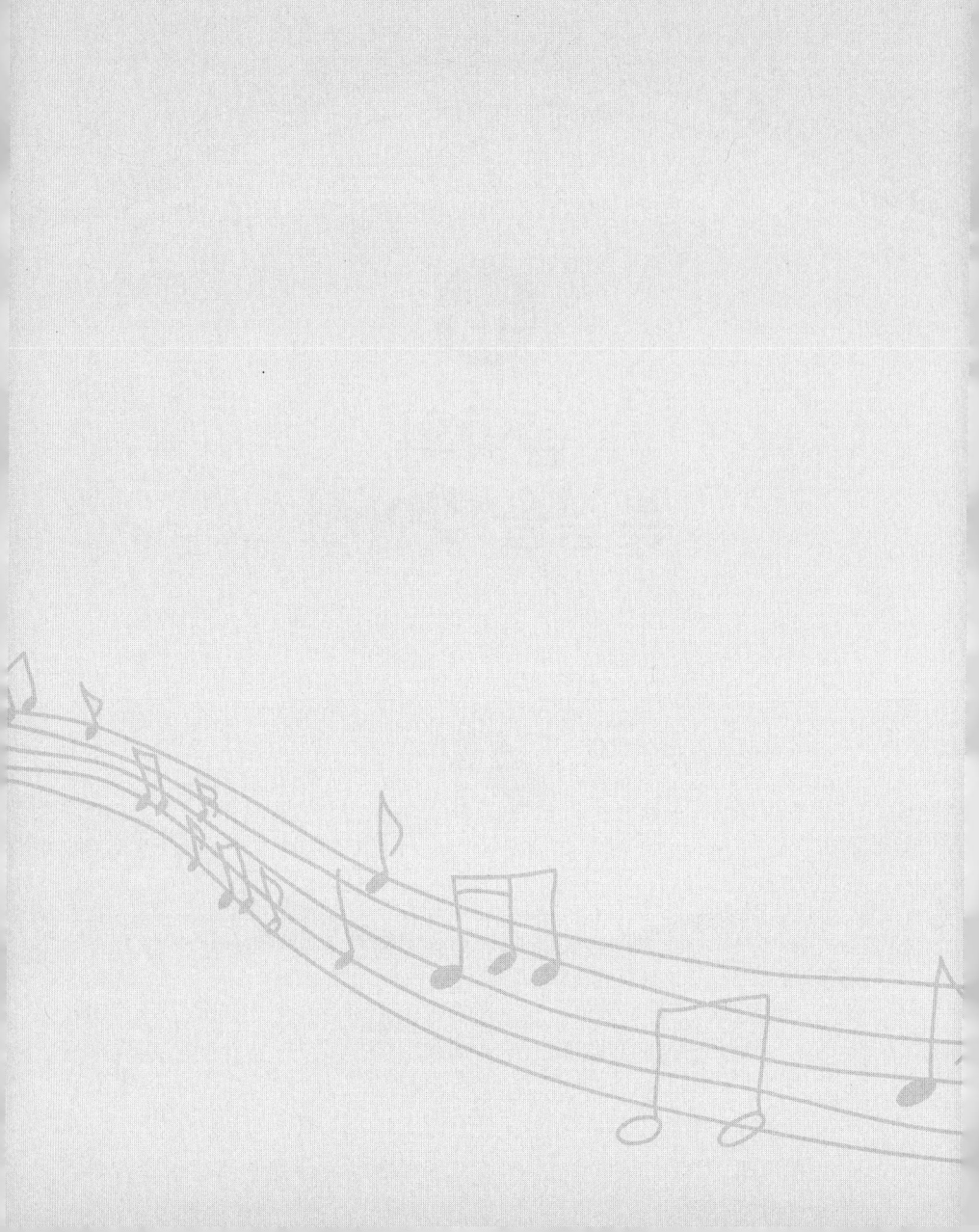

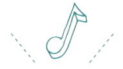

우리는 생각보다
훨씬 더 음악적이다

인류 역사에서 음악은 언제부터 있었을까? 어리석은 질문이다. 음악은 인류가 두 발로 걷기 시작할 때부터 있었다. 직립보행을 하면서부터 인간의 모든 신체 움직임은 음악적인 특징을 갖게 되었기 때문이다. 인간이 위대한 이유는 두 발로 서서 양손으로 도구를 다룰 수 있기 때문이 아니다. 두 발로 서서 양손으로 자신의 내면의 느낌을 표현할 수 있기 때문이다.

몸의 움직임으로 내면을 표현할 수 있게 되면, 다른 사람이 그 표현을 그대로 흉내 낸다. 그러면 상대방이 어떤 느낌을 갖고 있는지 알 수 있게 된다. 몸을 통한 표현과 흉내 내기, 이 두 가지는 의사소통의 가장 원초적인 형태다.

이러한 소통 과정이 문화적 외피를 입고 나타난 것이 바로 춤이다. 춤을 출 때 모든 사람의 동작은 똑같아진다. 서로 같은 느낌을 느끼기 위해서다. 춤과 음악은 이렇게 인류가 시작될 때부터 있었던 것이다. 언어의 사용은 그 후 한참 시간이 흐른 후에나 가능해진다.

그렇다면 초기의 음악은 어떤 형태였을까? 여러 악기가 연주되고 정교한 리듬이 있는 오늘날의 음악과는 사뭇 달랐을 것이다. 두드려서 소리를 내는 타악기 위주의 리듬에 사람들의 특별한 소리(말이 아닌 입으로 낼 수 있는 모든 소리)가 어우러진 투박한 음악일 것이다. 지금의 우리가 악기라고 생각하는 것들은 전혀 사용하지 않는 음악이었을 것이다. 그와 비슷한 형태의 음악을 찾자면 아프리카 원주민들의 음악을 생각해볼 수 있다.

인류의 음악적 발전과 개인의 음악적 발달은 서로 많이 다르지 않다. 원시시대의 사람들처럼 아이들도 말하기 훨씬 전부터 춤을 추기 시작한다. 아이는 몸을 가누기 시작하면 춤을 출 수 있게 된다.

뭔가를 붙잡고 서 있을 수 있는 8~9개월 정도가 되면 춤을 추며 의사소통을 한다. 음악 소리가 들리면 박자에 맞춰 까딱까딱

고개를 흔들기도 하고, 손뼉을 치거나 발을 구르는 등의 행동을 한다.

부모들은 이런 모습을 보고 우리 아이가 천재라고 생각한다. 물론 세상의 모든 아이는 부모에게 천재다. 그러나 좀 더 큰 맥락에서 보자면, 음악 소리가 들릴 때 아이가 그에 맞춰 춤을 추는 것은 본능으로 봐야 한다.

앞서 설명한 대로 춤을 출 줄 알아야 소통 능력이 생기기 때문이다. 음악의 리듬은 태어날 때부터 이미 우리 몸 안에 입력되어 있다. 가끔 '나는 음악성이 없다'고 하는 사람이 있지만 사실 음악성이 없는 사람은 없다. 사람은 누구나 반드시 음악성을 가지고 태어나기 때문이다.

인류의 진화 과정을 연구할 때, 보통 아프리카 원주민처럼 문명의 혜택을 최소한으로 받은 부족의 삶을 연구한다. 음악 관련 연구에서도 원시음악 형태를 연구하기 위해 아프리카 원주민들의 음악을 연구하고 분석한 논문들이 많다. 그 논문들을 읽다 보면 자연스럽게 다음과 같은 생각이 든다.

원주민들은 어떻게 저런 음악성을 타고났을까?
특별한 악보나 기록 없이 어떻게 구전과 모방만으로 음악이 전수될 수 있을까?
저들에게 음악이란 삶 그 자체구나!

특히 이들의 리듬감은 정말 놀랍다. 음악을 전공하는 친구들과 "우리는 서양 사람들보다 엉덩이가 작아서 리듬감이 없어"라며 농담을 주고받은 적이 있다. 아프리카 원주민들이 리듬에 맞춰 춤출 때, 그들의 몸놀림은 정말 놀라울 정도로 유연하다. 어떻게 저런 동작이 가능할까 싶다.

그들의 리듬감이 엉덩이에서부터 시작되는 것 같다는 표현이 맞는 듯하다. 몸을 움직이게 하는 에너지가 엉덩이에서 시작되어 온몸 곳곳으로 퍼져나간다는 느낌을 받는다. 실제로 그랬다.

세종대에서 무용과 학생들을 위한 아프리카 댄스 워크숍이 열렸다. 나는 연구원에 새 프로그램을 도입하기 위해 참여했다. 아프리카에서 직접 춤을 배웠다는 강사는 아담한 체구를 가지고 있었다. 강사는 춤을 가르쳐주기에 앞서 이렇게 설명했다.

"아프리카 사람들의 춤을 배우려면 한 가지를 꼭 기억하세요. 그곳 사람들은 엉덩이가 여기부터(엉덩이 위, 등 쪽을 가리키며) 시작해요. 그러니까 엉덩이를 돌리며 춤을 출 때는 이 부분부터 돌려줘야 그들의 춤 느낌이 나요."

아주 명쾌한 설명이었다. 설명대로 춤을 추니 모두들 엉덩이 돌리는 동작이 훨씬 커졌다. 춤을 잘 모르는 내가 보기에도 원주민의 춤과 비슷해 보였다.

음악이 반드시 배우고 익혀야만 하는 예술 장르라고 규정한다면, 이 원주민들의 음악성, 특히 그들의 리듬감이 어떻게 학습되는지를 설명할 방법이 없다. 그들에게는 별도의 음악 학습 시간이 없기 때문이다. 그저 어릴 때부터 함께 춤추는 것이 전부다. 그들에게 음악은 그저 몸 안에 흐르는 어떤 기운이다. 그것을 아무 거리낌 없이 표현할 뿐이다.

'생체리듬'이라는 표현이 있다. 그렇다. 우리 몸에는 일정한 리듬이 있다. 이 리듬이 꼬이면 몸이 제 기능을 하지 못하고 병이 생긴다. 몸 안에 이미 있고, 몸 안에서 끊임없이 흐르고 있는 그 리듬을 몸 밖으로 표현하게 하는 것이 바로 음악이다.

내 안에 흐르고 있는 음악을 느낄 수 있어야 한다. 고막이 찢어질 듯한 음악이 나오는 클럽에 가서만 몸을 흔들 수 있는 현대인은 정상이 아니다. 일상에서 자기 내면의 느낌을 표현할 수 있는 능력을 상실했기 때문이다. 몸을 통한 정서표현이 불가능한 현대인에게 소통 장애는 거의 운명이라 해도 과언이 아니다.

음악이 나올 때마다 자연스럽게 몸을 움직일 수 있어야 한다. 고개를 까딱거리거나 손가락을 움직여서라도 내 몸 안의 리듬이 바깥으로 표현되도록 훈련해야 한다. 우리는 우리가 생각하는 것보다 훨씬 음악적이다.

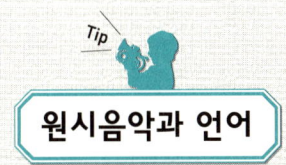

원시음악과 언어

원시주의 음악

19세기 말에 특이한 유행이 나타났다. 원시음악으로 돌아가려는 시도였다. 음악사에서 어떤 특정 경향이 극도로 발달하면, 이에 반대되는 방향으로 향하는 현상이 항상 나타난다. 이는 음악에만 국한된 이야기가 아니다. 문화의 거의 모든 영역에서 일어나는 현상일 것이다.

후기낭만파 음악은 극도의 세련미를 추구했다. 그러다 보니 이들의 음악은 연약하다는 느낌이 강했다. 이 연약함은 음악을 연주하는 이들이나 음악을 듣는 모든 이들을 지치고 피곤하게 하는 경향이 있었다.

이에 대한 저항으로 등장한 음악이 바로 '원시주의 음악'이다.

원시 부족의 생명력을 음악에 불어넣었다고 할 수 있다. 타악기를 많이 사용해 격렬한 리듬을 살리고, 비화성음들이 만들어내는 음색은 야성적인 느낌을 강하게 준다. 이고르 스트라빈스키Igor Stravinsky, 1882~1971의 〈불새〉와 〈봄의 제전〉이 대표적이다.

이런 종류의 현대음악을 어렵다고 겁먹지 않고 선입견 없이 들으면 작곡가가 의도했던 원시적 에너지를 그대로 느낄 수 있다. 고전주의 음악에 익숙한 어른들보다는 아이들이 원시주의 음악을 더 잘 이해하고 받아들인다. 발레 작품을 본 적이 없는 아이들도 원작을 흉내 낸 듯한 춤을 춘다.

우리 안에 내재된 본능적 음악의 힘이 작용하기 때문이다. 이 본능적인 내면의 힘이 작동할 수 있도록 작곡된 곡이 진정한 명작이다. 아름다운 멜로디는 마음을 움직이게 하고, 강렬한 리듬은 몸을 움직이게 한다.

원시언어 흠

고고학자 스티븐 미슨Steven Mithen은 『노래하는 네안데르탈인: 음악과 언어로 보는 인류의 진화』라는 책에서 음악과 언어는 그 기원이 같다고 주장한다. 아울러 원시시대에는 개별적인 단어나 단어의 조합인 문장을 사용한 것이 아니라 한데 뭉뚱그려 노래하는 언어를 사용했다는 주장을 한다.

미슨은 바로 이 언어를 '흠$_{hmmmm}$'이라고 정의했다. 이는 원시언어가 전일적$_{holistic}$, 다중적$_{multi\text{-}modal}$, 조작적$_{manipulativ}$, 음악적$_{musical}$, 모방적$_{mimetic}$이라는 의미로 앞 글자를 따서 만든 단어다.

노래를 하다가 가사 없이 입을 다문 채로 흥얼거리는 것을 허밍$_{humming}$이라 한다. 콧소리 위주로 소리 내는 발성법의 일종이다. 흠과 허밍은 어딘가 일맥상통한다. 콧노래는 내 몸 안의 음악적 본능을 끌어낸다. 콧노래를 부르다 보면 리듬에 쉽게 반응하게 된다. 자기도 모르게 춤추게 된다는 이야기다.

음악은 우리를
저절로 움직이게 한다

가족들과 함께 남이섬에서 자전거를 탔다. 식구 수만큼 자전거를 대여해서 차례로 출발했다. 아이들은 뒤도 안 돌아보고 쌩쌩 달려 어느새 눈앞에서 사라졌다. 남편도 두어 번 뒤뚱거리더니 바로 중심을 잡는다. 이제 내 차례다. 과연 내가 자전거를 탈 수 있을까?

자전거 안장에 올라앉으니 그건 전혀 쓸데없는 걱정이었다. 페달을 밟자 자전거는 곧장 앞으로 씽씽 달려나갔다. 20년이 넘도록 자전거를 안 탔지만, 신기하게도 내 몸은 자전거 타는 법을 잊지 않고 있었다. 몸의 중심은 어떻게 잡는지, 페달을 어떻게 밟아야 자전거를 앞으로 나아가게 할 수 있는지 내 몸은 그 모든 것을 기억하고 있었다.

몸으로 익힌 것들은 머리로 기억한 것보다 훨씬 오랫동안 기억된다. 이렇게 몸에 밴 행동이 일반 기억보다 오래가는 것은 그것이 '절차성 기억'이기 때문이다. 뇌 속 기억저장 창고인 해마 부위가 망가져도 이런 기억은 남는다. 즉, 치매가 생겨도 몸이 기억한다는 이야기다. 치매에 걸린 피아니스트가 예전에 연주했던 곡을 여전히 잘 연주하는 경우가 있다. 이 경우도 절차성 기억이 활성화되기 때문이다.

음악적 리듬감도 머리로 이해하고 배우는 것이 아니다. 몸으로 익히고 기억하는 것이다. 어린 시절 리듬을 이용한 활동을 많이 한 아이는 한동안 음악교육을 받지 않았더라도 몸에 그 리듬감이 그대로 남아 있다. 그래서 나중에 음악을 익힐 때, 다른 사람보다 훨씬 수월하게 배울 수 있다.

아이에게 영어 단어 하나를 더 암기시키고, 미술관에 한 번 더 데려가는 것보다 더 중요한 것이 몸으로 익히는 음악교육이다. 특히 리듬감이 그렇다.

리듬이란 음의 장단이나 강약이 규칙적으로 반복되는 현상을 뜻한다. 따라서 리듬감은 '장단'과 '강약'이라는 두 개의 개념으로 나누어 접근하는 게 좋다. 음의 장단에 따른 리듬을 '길이리듬 mass-rhythmus'이라고 하고, 강약에 따른 리듬을 '무게감리듬 gewicht-rhythmus'이라고 한다.

길이리듬은 음이 길게 지속되는가, 짧게 끝나는가에 따라 달라진다. 말 그대로 음의 장단에 따른 변화를 뜻한다. 무게감리듬은 음이 센지 여린지, 즉 음의 무게감에 따라 달라진다.

우리가 흔히 알고 있는 세 박자 리듬 중에 [강약약 강약약]이 있다. 똑같은 음의 길이를 가진 4분음표가 [강약약]에 맞춰 세 개 연속으로 나왔을 때, 각각의 4분음표는 다른 무게감을 가진다. 제일 처음에 나온 4분음표가 뒤의 4분음표 두 개보다 더 무겁게 느껴진다. 이러한 무게감리듬의 대표적인 형태가 왈츠다. [쿵짝짝 쿵짝짝] 말만 해도 벌써 몸이 들썩거린다.

"대-한민국! 짝짜-악짝 짝짝!"

2002년 월드컵 이후, 우리나라의 대표 응원 구호다. 그러나 위와 같은 리듬 형태를 구현하는 것은 그리 쉬운 일이 아니다. 실제로 악보만 보고 직접 이 리듬을 쳐보라고 하면 잘할 수 있는 사람이 그리 많지 않다.

두 번째 마디에 싱코페이션 syncopation(당김음)이 있기 때문이다. 그러나 이 리듬은 대한민국 사람이라면 이제 누구나 잘할 수 있다.

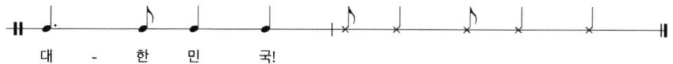

이 응원 구호는 전형적인 길이리듬이다. 악보로 보면 어렵지만 축구장에서 하루만 응원해보면 누구나 따라할 수 있는 리듬이다. 이렇게 리듬은 몸으로 익혀야 제대로 배울 수 있다.

베를린 유학 시절, 합창 지휘를 공부하려면 저녁 시간에 수업이 많았다. 합창 연습이나 연주회가 주로 밤에 이뤄졌기 때문이다. 아이를 맡길 곳도 마땅히 없고 될 수 있으면 아이와 많은 시간을 함께 보내는 것이 좋다고 생각했던 나는 아이를 데리고 가도 양해가 되는 곳에는 아이와 함께 갔다. 합창 연습 시간도, 친구들이 연주하는 음악회도 아이와 함께 다녔다.

돌이 갓 지났을 무렵부터 데리고 다녔기 때문에 아이는 엄마가 공부하는 동안 어떻게 있어야 하는지 잘 알고 있었다. 좋아하는 장난감 한 개만 있으면 내 옆자리에서 몇 시간이고 조용히 잘 지냈다. 그래도 아이는 아이인지라, 간혹 당혹스러운 돌발 행동을 할 때가 있었다.

가장 황당했던 상황은 수업시간에 아이가 갑자기 벌떡 일어나,

음악에 맞춰 춤을 추거나 지휘자를 흉내 내는 경우였다. 교수님이나 다른 학생들은 내 아들을 '꼬마 지휘자'라며 오히려 기특해하고 재미있어했다.

하지만 나는 매번 쥐구멍이라도 있으면 들어가고 싶은 심정이었다. 친구들의 연주회에 참석할 경우에는 연주자나 다른 청중에게 최대한 방해가 되지 않도록 하기 위해 맨 뒤의 벽 쪽에 앉았고, 아이가 되도록 움직이지 못하게 하려고 애썼다. 그러던 어느 날 음악회에서 돌아오는 길에 아이가 이렇게 말하는 것이었다.

"엄마, 나는 신나는 음악을 들으면 가만히 있을 수가 없어요!"

그렇다. 음악은 우리를 저절로 움직이게 한다. 모든 음악은 몸을 움직이게 하는 강력한 힘을 가지고 있다. 그날 아이의 그 이야기는 나로 하여금 음악의 본질에 대해 다시 한번 생각하게 했다. 그 후 나는 더 이상 춤추는 아이를 말리지 않았다.

헝가리의 유명한 피아니스트인 프란츠 리스트Franz Liszt, 1811~1886는 자신의 음악을 들을 땐 꼼짝하지 말고 조용히 들으라고 했다. 못된 음악가다. 한마디로 자기만 음악을 즐기겠다는 이야기다.

피아노 연주 행위를 스타의 무대 예술처럼 생각한 그로서는 어쩌면 당연한 욕심이다. 피아니스트들이 지금처럼 옆모습을 보이며 연주하기 시작한 것은 리스트 이후라고 한다. 리스트는 자신의 오똑한 콧날을 가장 폼 나게 과시할 수 있는 자세를 연출한 것이다.

클래식 음악을 좋아하는 사람이 자꾸 줄어드는 이유는 음악을 감상할 때 몸을 못 움직이게 하기 때문이라고 나는 생각한다. 물론 콘서트홀에서는 연주에 집중하며 조용히 감상하는 것도 감상 방법의 하나일 수 있다.

그러나 오직 그런 방식으로만 클래식 음악을 감상하는 것은 문제다. 다양한 방식으로, 자유롭게, 그리고 음악을 들으며 느끼는 감동을 몸으로 표현할 수 있는 연주회도 있어야 한다. 단언컨대, 지휘자 혼자 몸으로 감동하는 콘서트만으로는 클래식 음악의 미래가 밝을 수 없다.

우리나라 음악회에만 있을 법한 독특한 장면이 있다. 유럽 오케스트라의 내한 공연 전반부에 어린 학생들이 객석에 대거 나타난다는 것이다. 보통 오케스트라 공연 전반부에는 피아노 협주곡이나 바이올린 협주곡처럼 독주 악기와 함께 협연하는 경우가 많다. 대부분 이 연주를 보려고 온 꿈나무들이다.

피아노 협주곡이 연주되는 날은 '꼬마 피아니스트들'이, 바이올린 협주곡이 연주되는 날은 '꼬마 바이올리니스트들'이 온다. 문제는 그 다음에 일어난다. 이 어린 학생들은 1부가 끝나면 대부분 집으로 돌아간다. 휴식이 끝나고 2부가 시작되면 중간중간 자리가 비어 있다. 공연장 분위기가 흐트러지는 것은 당연하다.

독일 콘서트홀에서 어린 학생들을 보는 일은 그리 흔치 않다. 그렇다고 독일의 어린 학생들이 음악회에 가지 않는다는 이야기는 절대 아니다. 어린 학생들은 대부분 그 지역에서 개최되는 소규모 음악회에 더 자주 다닌다. 악기를 배우는 어린 학생들끼리 두어 달에 한 번씩 직접 음악회를 개최하기도 한다. 악기를 배우지 않는 친구들도 옆집 친구가 연주회에 출연하면 참석해서 축하해준다. 이렇게 음악회가 일상적이고 익숙하다.

아이들이 출연하고 전부 자기 또래의 청중이다 보니 엄숙한 콘서트홀보다 훨씬 자유로운 분위기다. 편안하게 자신이 배운 음악을 연주하고, 그 느낌을 표현한다. 몸을 움직이고 싶으면 얼마든지 움직일 수 있다. 즐거운 기분을 다양하게 표현한다. 엄숙한 콘서트홀에서 꼼짝 않고 연주를 들어야 하는 아이들과는 전혀 다른 음악적 경험을 하는 것이다.

클래식 음악회에서는 돌부처럼 꼼짝 않고 있어야 교양 있는 사람으로 대우받는다. 대부분 엄청나게 고통스럽다. 그러나 모두들 교양인으로 대접받고자 꾹 참고 앉아 있다. '문명화 과정'이란 몸을 통한 정서표현을 억제하는 과정이라는 역사 이론도 있다. 자연적으로 가지고 있던 몸의 리듬이 인위적인 제재를 받는다는 이야기다.

　손가락만이라도 움직여 음악의 감동을 느껴보려는 사람도 가끔 있다. 사실 내 남편이 가끔 이런 '비겁한' 행동을 자주 한다. 악보도 제대로 읽지 못하지만 음악적 흥은 그 누구보다 많은 사람이다.

　연주회장에서 아는 음악이 나오면 무의식적으로 손을 꼼지락거리며 지휘를 하려 한다. 그러면 주위 사람들의 눈치가 느껴져 함께 있는 나까지 불안해진다. 그게 답답해서일까? 남편은 요즘 연주회장에서 실황 음악을 듣는 것보다 오디오 음악을 듣는 걸 더 좋아한다.

　좋은 음향을 가진 오디오는 음악회 못지않은 감동을 주고, 세계 정상급 연주자도 자기 마음껏 선택할 수 있다. 무엇보다 맘껏 지휘하고, 내키면 아무렇게나 따라 불러도 되니 남편은 더없이 행복해한다.

　세계적인 지휘의 거장 세르주 첼리비다케Sergiu Celibidache, 1912~1996는 오디오 음악을 '통조림 음악'이라고 헐뜯으며 음반 녹음을 거부했다. 이 이야기를 하며 오디오 음악보다는 실황 음악이 훨씬 더 좋은 것이라고 말해줘도 남편은 자기 생각을 절대 굽히지 않는다. 몸을 못 움직이게 하는 음악이 무슨 감동이 있느냐고, 첼리비다케가 도대체 누구기에 그런 오만한 이야기를 하느냐고 오히려 타박이다.

자연스럽게 흘러나오는 본능을 억제해야 교양이 있다고 가르치는 공간이 바로 클래식 연주회장이다. 뭔가 대단히 잘못된 것이다.

음악회장 입구의 안내원이 또래보다 체구가 작은 8세 아동을 보면 학교가 어디냐고 묻는다. 미취학 아동의 입장을 제한하기 위해서다. 음악회장은 어린 청중을 거부하지만, 정작 들어가고 싶지 않은 사람은 바로 그 아이들일지 모른다.

아이가 원치 않는다면 헛된 교육열 때문에 음악회에 억지로 데려가 고생시키지 말자. 아이들이 느끼는 대로 맘껏 지휘하고 춤출 수 있는 음악회에 데리고 가자. 요즘은 이런 시도를 하는 좋은 음악회가 많다.

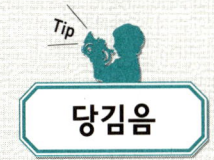

당김음

  당김음 syncopation 은 음악의 강박과 약박의 위치를 바꾸어 의외성을 주는 리듬 형태를 말한다. 예를 들면 4분의 4박자에서 첫 번째 박자가 가장 강하고 세 번째 박자가 그 다음으로 강하다. 두 번째 박자와 네 번째 박자는 약하다. 그래서 어릴 때, 초등학교 음악시간에 4분의 4박자는 [강-약-중강-약]이라고 외웠던 것이다.

  그런데 만약 [4분음표-2분음표-4분음표(♩♩♩)] 한마디가 있다고 치자. 이때 두 번째 박자의 시작인 2분음표가 가장 강하게 들린다. 음 길이가 길어지면 무게가 실려 강조하는 것처럼 들리게 된다. 그러니까 약박인 두 번째 박자가 음의 길이가 변화함으로써 강박이 되는 이런 경우를 당김음, 혹은 싱코페이션이라 하는 것이다.

앞에서 이야기했던 대한민국을 외치고 난 후에 치는 박수 리듬 [♪♪♪♩]이 우리 모두 잘 알고 있는 대표적인 싱코페이션 리듬이다. 이중 두 번째 박수가 바로 당겨진 리듬이다.

나이 지긋하신 분들 중에 요즘 아이들 노래는 도무지 따라 부를 수 없다는 분들이 많다. 또 아이가 좋아하는 음악이라 열심히 듣고 따라 하지만, 아빠가 부르는 건 뭔가 어색하다며 아빠의 음악성을 의심하는 경우도 있다. 이런 경우 대부분 당김음 리듬을 제대로 살려주지 못했기 때문이다.

음악을 한 친구들에게도 이런 아이돌 노래의 악보를 보여주면 제대로 연주하기까지 꽤 시간이 걸린다. 듣고 따라하는 것과 악보를 보고 제대로 읽는 것에 약간의 차이가 있기 때문이다. 하지만 노래를 이미 들어본 적이 있다면 금방 악보를 읽어낼 수 있다. 눈으로 읽는 악보보다 귀로 듣고 기억하는 리듬이 살아 있는 것을 보여주는 아주 좋은 예다.

춤을 잘 못 추는 사람은 온몸을 아무리 격하게 움직여도 신나 보이지 않는다. 반면 춤을 잘 추는 사람은 몸을 슬쩍슬쩍 조금만 움직여도 흥겨운 느낌이 잘 전달된다. 당김음을 표현하는 것도 마찬가지다. 당김음은 단순한 리듬의 문제가 아니고, 몸 안에 그 리듬의 에너지가 얼마나 흐르고 있느냐의 문제다.

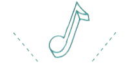

아이들은
놀이를 통해
자연의 리듬을 익힌다

 유독 놀이기구 타기를 질색하는 사람에게 어떤 놀이기구가 가장 무서운지 물으면 대부분 비슷한 대답을 한다. 주로 '자이로드롭' 같은 자유낙하운동을 가장 두려워한다. 원심력과 구심력을 줄타기하듯 즐기는 롤러코스터는 바깥에서 보면 엄청나게 무서워 보이지만 막상 타보면 견딜 만하다. 정신없이 떨어지는 듯하다가 어느새 위로 올라오는 극적인 속도 변화의 리듬을 즐길 수 있기 때문이다.
 호불호가 가장 확실히 나뉘는 놀이기구는 바이킹이다. 진자운동 원리를 적용한 바이킹의 매력은 속도의 변화에 있다. 전후 방향이 전환되는 최고 높이에서 바이킹의 속도는 0이 된다. 그러다 점차 속력이 붙어 지면과 가장 가까운 곳을 지날 때 가장 빠른 속력을 낸다.

이 원리를 예측하면서 미리 몸의 상태를 대비할 수 있는 사람은 바이킹을 좋아하고 그게 뜻대로 안 되는 사람은 아주 질색하며 싫어한다. 간혹 겉모습은 바이킹인데 진자운동을 무시한 채 일정한 속도로만 움직이는 놀이기구도 있다. 이런 놀이기구는 어린아이들도 아주 지루해한다.

음악에서 이 진자운동 원리는 아주 중요하다. 어떤 리듬은 강하게, 어떤 리듬은 약하게 연주하는 규칙이 진자운동과 상당히 비슷하기 때문이다. 음악의 원리를 이미 몸으로 익혀 어떻게 연주해야 할지 알고 있는 연주자에게는 굳이 진자운동이니 뭐니 하며 원리를 설명할 필요가 없다.

그러나 리듬감을 잃어버린 사람에게 이 원리를 일일이 말로 설명하는 것은 정말 어려운 일이다. 몸이 느껴야 하는데 머리로만 알게 되면, 실제 노래하거나 연주할 때 어딘가 어색한 지점들이 생긴다.

아이들이 그네를 타는 것도 마찬가지다. 혼자서 그네를 탈 줄 안다는 것은 진자운동을 몸으로 익혔다는 뜻이다. 그네 타는 법을 말로 가르치기란 정말 어려운 일이다. 언제 발을 뻗으며 힘을 주고, 어느 순간에 다리를 접어 힘을 빼라고, 어떻게 말로 설명할 수 있을까? 심지어 다리를 뻗고 있을 때도 힘을 주는 순간과 그렇지 않은 순간이 교차하는데 이를 어떻게 구별해서 설명할 수 있을까?

그네를 혼자 탈 수 있는 아이들은 재즈에서 자주 볼 수 있는 스윙리듬을 몸으로 이해할 수 있다. 스윙은 정박자에 맞춰 연주하기보다는 살짝 빠르거나 느리게 연주해야 한다. 즉, 미묘한 엇박자는 그네를 높이 올릴 수 있는 물리학적 원리와 상당히 비슷하다. 발을 뻗어야 하는 순간이 그네가 내려오는 순간보다 미세하게 먼저 준비돼야 하는 것과 같다.

음악을 가르치다 보면 물리학을 공부하고 싶다는 욕심이 자주 생긴다. 예를 들면 아첼레란도 accelerando (점점 빠르게)로 연주하다가 게네랄 파우제 general pause (모두 쉼표)로 연주했을 때의 음악적 효과는 물리학의 가속도 원리와 관성의 법칙을 잘 알고 있다면 훨씬 극적으로 이끌어낼 수 있다.

좋은 선생님은 아이들을 가르칠 때 음악 속에 숨겨진 원리를 논리적으로 설명하지 않는다. 여러 가지 예를 들며 잘 느끼게 해준다. 이 음은 크게 하고 이 음은 작게 하라거나, 이 음은 길게 하고 이 음은 짧게 하라고 일일이 지시하지 않는다. 악보에 모든 것이 적혀 있으니 처음부터 악보대로 하라고 가르치지도 않는다.

이 음을 크게 연주했을 때의 느낌과, 반대로 작게 연주했을 때의 느낌 중 어느 것이 이 곡과 어울리는지 스스로 비교하여 느끼게 한다. 더 나은 연주가 어떤 것인지 스스로 느낄 수 있게 도와주는 것이다. 이 같은 훈련을 많이 받아야 곡을 스스로 해석하는 능력이 생긴다.

스스로 느낄 수 있는 아이들은 처음 보는 곡이라도 자기 나름대로 해석하려고 한다. 하지만 일일이 지시받은 대로만 연주해온 아이들의 경우, 레슨받은 곡은 뛰어나게 연주할 수 있지만 새로운 곡 앞에서는 어쩔 줄 몰라 한다. 아이의 피아노 악보에 선생님이 지시하신 악상기호가 빼곡히 그려져 있다면, 아이의 음악교육에 대해 고민해 보아야 한다.

내가 음악대학에 입학했던 시절에는 간혹 이렇게 이야기하는 교수님들이 계셨다.

"바흐 곡은 특별한 악상표현 없이 이성적으로 연주하는 것이 바흐다운 것이다. 바흐 악보 원본에 악상기호가 거의 없기 때문이다."

바흐가 악보에 악상기호를 기록하지 않았으니 작곡가의 지시에 충실한 연주는 건조해야만 한다는 것이었다. 그러나 오늘날 이렇게 주장하는 음악가는 하나도 없다.

많은 음악학자들의 연구를 통해 바흐 곡에 특별한 악상기호가 없는 이유는 악상표현을 절제하기 위함이 아니라는 것이 너무나 분명하게 밝혀졌기 때문이다. 음형과 화음 진행이 그 당시 음악가들에게 너무 당연하여 구태여 별도로 설명할 필요가 없었기 때문이다.

바흐 곡의 연주는 바흐가 그려놓은 음표들이 갖고 있는 물리적 특성에 따라 악상표현을 하며 연주하면 된다. 예를 들면 16분음표가 연이어 나올 때 모든 음을 레가토legato로 연주할 수도 없고, 하나씩 끊어서 연주할 수도 없다. 적당히 어떤 것은 이어서, 어떤 것은 끊어서 연주해야 한다.

이런 경우 작곡가의 지시가 있다면 그대로 연주하면 된다. 그런데 바흐는 표시를 안 해두었으니 연주자 스스로 정해야 한다. 이때 음형이 가지고 있는 기본 특성을 살려 자연스럽게 결정하면 된다.

예를 들어 네 개의 음이 올라가면 자연스럽게 크레센도crescendo되고 반복되는 음은 저절로 끊어 연주하게 된다. 이런 부분이 결정되어야 한 프레이즈phrase를 어떻게 노래할 것인지도 결정된다.

뜀틀을 넘기 위해서는 달려오다가 도움닫기를 잘해야 한다. 이 때 어느 순간까지 전력질주를 해야 하는지, 어느 지점에서 발을 굴러 수평으로 진행하던 힘을 수직상승 시키는지에 따라 뜀틀을 넘을 수도 있고 걸려 넘어질 수도 있다. 높이가 높아지면 높아질수록 이 원리가 더더욱 필요하다.

음정도 마찬가지다. 갑자기 높은 음정으로 건너뛰어야 할 때 그 앞에 음정들이 미리미리 준비를 잘하고 있어야 한다. 물론 전체 음악을 해석함에 있어서는 여기서 글로만 설명하기에 부족한 여러 가지 원리들이 있다. 하지만 이 모든 원리가 어떤 의도에 의한 인위적 해석이 아닌, 음과 음의 관계로 인해 생기는 아주 자연스러운 현상들이라는 것이다.

각각의 음표는 제각기 맡은 역할이 있다. 앞의 음과 뒤의 음을 연결해주는 역할을 맡은 음도 있고, 이들을 분리시켜 한숨 돌리는 역할을 맡은 음도 있다. 바로크 음악이 재미있는 이유는 여기에 있다.

이런 원리를 자연스럽게 잘 연주하는 사람이 있고, 반대로 일일이 선생님의 설명을 듣고 노력하는 사람이 있다고 가정해보자. 이들 둘의 연주가 차원이 다르리라는 것은 들어보지 않아도 상상이 된다.

선생님이 아무리 설명해도 결국 뜀틀을 뛰어넘으려면 스스로 느낌이 있어야 한다. '아, 여기서 오른발로 도착해야 높이 오를 수 있구나' 하는 식의 깨달음 없이는 걸려 넘어지게 되어 있다.

물론 음악을 가르칠 때 매번 물리학적 설명을 할 필요는 없다. 다만 음악에서 이루어지는 느낌을 실생활 속에서 접하는 상황과 연결시켜 설명할 수 있다면 아이들이 쉽게 이해할 수 있다.

예를 들어 마지막 음을 끝내는 방식을 설명할 때, 나는 밀가루 반죽을 이용해 설명한다. 된 밀가루 반죽을 두 덩어리로 떼어낼 때와 묽은 밀가루 반죽을 두 덩어리로 떼어낼 때의 차이를 이용해 설명하는 것이다.

대부분 피아노(여리게)로 끝나는 음악을 묽은 밀가루 반죽이 떨어지는 모습과 비교해 설명하면 아이들은 바로 이해한다. 간혹 아이들이 "저는 그럼 껌이 떨어지는 것처럼 할래요"라고 하기도 한다. 끊어질 듯 끊어지지 않고 이어가는 피아니시모 pianissimo의 마지막 음의 표현을 제대로 이해했다는 뜻이다.

이런 설명이 가능하려면 무엇보다 아이가 몸으로 다양한 경험을 해보아야 한다. 점토놀이를 해보지 않은 아이에게 이런 설명을 아무리 해봐야 소용없는 일이다. 무조건 아이들이 몸으로 직접 체험할 수 있는 기회를 많이 만들어주어야 한다. 그래서 자랄 때, 아이들의 놀이가 중요한 것이다.

음악적 표현에 도움이 되는 체험적 놀이의 예는 무궁무진하다. 우선 앞서 설명한 그네타기, 점토놀이는 물론이고 고무줄놀이부터 놀이공원의 놀이기구까지 몸으로 하는 모든 놀이는 아이들의 발달에 긍정적인 영향을 끼친다. 놀이에는 물리적 원리는 물론, 자연의 리듬이 작동되는 원리가 숨겨져 있기 때문이다.

잘 노는 아이가 음악도 잘한다.

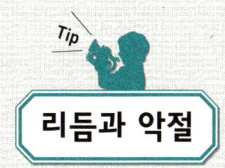

리듬과 악절

스윙리듬

재즈에서 많이 쓰는 리듬 중 하나다. 스윙은 3연음(셋잇단음)으로 쪼개어 나눠지는 리듬이다. 그렇지만 클래식의 3연음과는 다르다. 클래식의 3연음은 제일 앞에 강세가 오는 반면, 재즈의 3연음은 제일 끝음에 항상 강세가 온다.

[약약강 약약강 약약강 약약강] 형태가 되는 것이다. 유명한 스윙리듬의 곡에 맞춰 몸을 움직여보면, 3연음부 끝에 강세가 있는 것이 어떤 리듬감을 만들어내는지 잘 알 수 있다.

스윙리듬이 들어간 곡의 예

〈Swing the mood〉〈Sing, sing, sing〉

프레이즈

프레이즈phrase는 자연스러운 한 단락의 멜로디 라인(선율선)을 가리키며, 악구 또는 악절이라고도 한다. 일반적으로 한 호흡으로 노래하는 부분을 일컫는다.

〈고향의 봄〉을 노래할 때 어떤 사람은 [나의 살던 고향은 꽃피는 산골]을 하나의 프레이즈로 노래할 수 있고, 호흡이 짧은 사람은 [나의 살던 고향은]까지가 한 프레이즈일 수 있다. 호흡이 너무 짧아서 [나의 살던]까지 부르면 숨을 들이쉬어야 하는 경우도 있다.

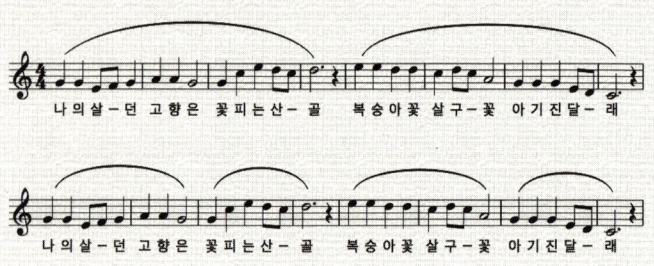

이 경우는 들이쉬는 호흡의 양이 작아서라기보다는 내보내는 호흡을 조절하지 못해서 생기는 것이다. 호흡을 조절하는 발성 지

도를 조금만 받아도 금방 좋아진다.

  성악에서는 프레이즈를 호흡의 양으로 생각해도 크게 어긋나지 않지만, 악기를 연주할 때는 실제 호흡 시간보다 긴 프레이즈를 표현하는 경우도 많다. 그래서 나는 프레이즈를 포물선에 비유한다. 한 프레이즈로 노래할 때 어디서부터 어디까지를 하나의 포물선으로 할 것인지 정하면, 그에 따른 노래의 다이나믹dynamic이 결정된다. 마음속으로 어떤 포물선 그림을 그리고 연주하느냐에 따라 다른 음악이 된다는 뜻이다.

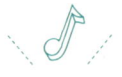

절대음감이 없다고
음악성이
없는 것은 아니다

대부분의 대학에는 교내 합창단이 있다. 어떤 학교는 음대생들로 이루어진 합창단이 있고, 어떤 학교는 전공과 무관하게 음악을 좋아하는 사람들로 구성된 합창단이 있다.

내가 공부했던 베를린 예술대학에는 음대생들로 이루어진 합창단이 있었다. 합창 지휘를 전공했던 나는 그 합창단의 단원으로, 때로는 솔리스트나 부지휘자로 활동했다. 입학해서 맞이하는 첫 학기, 합창단의 연주곡목이 바흐의 〈하몰 메세h-moll Messe(B단조 미사)〉라는 것을 알고 얼마나 흥분했는지 모른다. 곡을 연습하는 모든 과정이 엄청난 공부가 될 것을 알기에 한껏 들떠 있었다.

최고 수준의 음대생들로 이루어진 합창단이지만, 바흐의 B단조

미사 연주는 그리 만만한 것이 아니었다. 한 학기 내내, 매주 합창 시간에 오직 이 곡만 연습했다. 주말에는 소그룹으로 모여 자신이 맡은 파트를 연습했다. 모두들 노래도 잘하고 악보도 잘 보고 열심히 하니 아무 문제없이 잘 진행돼가고 있는 듯했다.

공연 일주일 전, 오케스트라와의 연습이 있기 전까진 그랬다. 대부분의 합창 연습이 그렇듯 우리는 한 학기 내내 피아노 반주에 맞춰 연습했다. 하지만 실제 공연은 바흐 시대의 고악기 연주자들로 구성된 원전연주자들과 협연하게 되어 있었다.

'원전연주'란 옛 음악을 그 시대의 악기와 연주법으로 연주하는 것으로 '정격연주'라고도 한다. 그런데 원전연주자들로 이뤄진 오케스트라와 처음 연습하던 날, 지금껏 잘하던 단원들이 노래하다 말고 어쩔 줄 몰라 하는 것이었다. 분위기가 어수선해서 도저히 연습이 되지 않았다. 원인은 오케스트라의 음과 피아노에 맞춰 연습한 합창단의 음이 서로 달랐기 때문이었다.

설명하자면 이렇다. 내 친구들, 그러니까 합창 단원들 대부분은 '절대음감'을 가지고 있었다. 절대음감이란 음의 높낮이에 대한 절대값을 기억하는 능력을 말한다. 다시 말해 악보에 그려진 음표를 보고 바로 그 음표에 맞는 소리를 낼 수 있는 능력, 혹은 어떤 소리를 들었을 때 그 소리를 음표로 그릴 수 있는 능력을 절대음감이라고 한다.

문제는 고악기와 현대악기는 음정에 큰 차이가 있다는 것이다. 현대악기는 음을 조율할 때 기준이 되는 A음([라]에 해당)의 주파수를 440헤르츠에 맞춘다. 그런데 고악기는 415헤르츠에 맞춘다. 오늘날의 기준에서 보면 거의 반음 정도가 낮은 음이다.

그러니까 우리가 피아노로 연주한 B단조의 곡을 원전연주로 하게 되면 B플랫단조가 되는 셈이다. B단조는 샵sharp, #(올림표)이 두 개 붙는 반면, B플랫단조는 플랫flat, ♭(내림표)이 다섯 개나 붙는다. 쉽게 말해 악보와 실제 음의 차이가 엄청나다는 말이다. 조의 성격이 다른 정도가 사돈의 팔촌쯤 되는 것이다.

그날 리허설에서 절대음감을 가진 친구들의 첫 번째 어려움은 악보에 보이는 음과 귀에 들리는 음이 서로 다르다는 사실에 있었다. 두 번째 어려움은 악보의 음을 매번 계산해서 반음씩 낮춰 불러야만 한다는 것이었다.

사정이 그렇다 보니 어느 누구도 먼저 소리를 내려고 하지 않았다. 다들 눈만 깜박이며 머릿속으로 음을 계산하기에 바빴다.

나는 상대음감을 가지고 있다. 그때까지 절대음감을 가진 독일 친구들에게 약간의 열등감까지 느끼고 있었다. 상대음감은 절대음감과 달리 어떤 음을 들었을 때, 다른 음과 비교해 그 음의 상대적 높낮이를 아는 것을 말한다.

상대음감을 가진 내게는 오케스트라의 음이 반음 낮아졌다는 사실이 그리 큰 문제가 되지 않았다. 평상시와 비교했을 때 음색이 약간 어두워진 것 같은 느낌과 음이 좀 낮아져 고음에서 편하게 노래할 수 있구나 하고 느낄 뿐이었다. 그러니 다른 친구들이 음을 못 잡고 우왕좌왕할 때 내가 먼저 자신 있게 소리를 내며 음잡이 역할을 할 수 있었다. 묘하게 즐거운 경험이었다.

평소 절대음감을 가지고 있던 친구들은 절대음감이 없는 내가 겪는 어려움을 전혀 이해하지 못했다. 아무도 직접 대놓고 내게 말하지는 않았지만 속으로는 "왜 이 쉬운 걸 못하지? 절대음감 없이 어떻게 지휘를 한다는 거지?" 하는 생각을 하고 있었을 것이다.

그날 지도교수는 절대음감과 상대음감의 차이를 아주 자세히 설명해줬다. 요지는 절대음감이 상대음감보다 음악성이 뛰어난 것을 의미하는 게 절대 아니라는 것이었다. 음악에 노출되는 상황에 따라 절대음감을 갖기도 하고 상대음감을 갖기도 하며, 양쪽 모두 장단점이 있다는 것도 설명해줬다.

많은 사람들이 절대음감을 갖는 것이 무조건 좋다고 생각한다. 절대음감을 갖고 있으면 음악을 배우는 데 있어 우월한 조건을 가진 것으로 생각한다. 그러나 반드시 그런 것은 아니다.

절대음감은 물론 타고나는 것이다. 그러나 학습에 의해 훈련되는 부분도 있다. 어렸을 때 정확한 음정을 반복해서 듣고, 그 음을 악보든 피아노 건반이든 기호화해서 기억하는 반복학습을 하면 절대음감이 생기기도 한다.

음을 듣고 그대로 따라 하고, 들은 것을 악보로 악기로 재현할 수 있는 절대음감을 가지고 있으면 음악을 하는 데 많이 유리하다. 그리고 실제로 많은 음악가들이 절대음감을 가지고 있다. 그러나 음악을 하는 데 반드시 절대음감이 있어야 하는 것은 절대 아니다. 절대음감이 곧 음악성을 뜻하지는 않기 때문이다.

절대음감이 없으니 우리 아이는 음악성이 없다고 생각하는 엄마들이 있다. 혹은 음악을 전공하는 아이들 중에 절대음감이 없어 스스로 음악에 소질이 없다고 절망하는 경우도 있다. 하지만 그렇게 생각할 필요가 전혀 없다. 경우에 따라 상대음감이 더 유리할 수도 있다.

앞서 예로 들었던 원전연주를 할 때만이 아니다. 오케스트라 악기 중에도 상대음감을 가지고 있으면 더 유리한 악기들이 있다.

트럼펫, 클라리넷, 호른이 그렇다. 이 악기들은 악보상의 음과는 다른 음이 나는 악기다(왜 이런 불편을 감수하는지에 대한 설명은 악기의 원리와 탄생 배경에 대한 긴 설명이 필요할 것 같아 생략한다).

이런 악기들을 통칭 이조악기移調樂器라고 한다. 이조악기 연주자가 절대음감을 갖고 있으면, 원전연주에서 어려움을 겪었던 내 친구들과 같은 어려움을 겪게 된다. 이조악기는 상대음감이 있는 사람에게 유리한 악기라고 할 수 있다.

또한 절대음은 절대로 절대적이지 않다. 위의 사례처럼 시대에 따라 절대음의 기준이 달라지기도 하고, 지역에 따라서도 약간의 차이가 있다. 베를린 필하모니는 A음을 440이 아닌 443에 맞춘다. 물론 앞의 예처럼 다른 음정으로 들릴 정도의 차이는 아니지만, 예민한 절대음을 가진 사람은 피곤할 수 있다. 대신 이렇게 조금 높게 조율한 덕분에 훨씬 세련되고 깔끔하게 들린다.

이러한 이유로 음악을 전공하려고 하는 경우가 아니라면 '이동도법'의 솔페이지solfage, 즉 계명창 교육이 효과적이다. 초등학교 음악시간에 배웠던 계명으로 노래 부르는 것을 말한다.

처음 계명창을 배우면 마치 가사처럼 외워서 불러야 하지만, 계명창에 익숙해지면 계명을 모르는 노래들도 계명으로 들리게 된다. 임시표가 많이 붙어 있는 음악이나 전조가 자주 되는 특별한 곡이 아니라면, 대부분 계명창으로 부를 수 있다.

이동도법의 솔페이지 교육은 상대음감을 기르는 데, 고정도법의 솔페이지 교육은 절대음감을 기르는 데 도움이 된다.

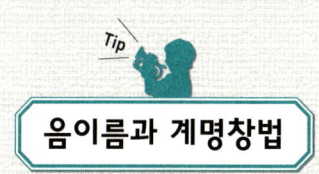

음이름과 계명창법

솔페이지

솔페이지solfage란 음정 이름으로 노래하는 방식으로, 음악교육에서 꼭 필요한 방법이다. 그런데 이 음이름이란 것이 각 나라마다 조금씩 달라 솔페이지 적용에 약간의 혼선이 있었다. 하지만 지금은 이탈리아 음이름인 [Do-Re-Mi…]로 거의 통용되고 있다.

음이름 표

	도	레	미	파	솔	라	시	도
이탈리아	Do	Re	Mi	Fa	Sol	La	Si	Do
미국	C	D	E	F	G	A	B	C
독일	C	D	E	F	G	A	H*	C
한국	다	라	마	바	사	가	나	다

* 독일에서 [시]는 [H]이고 [시b]이 [B]다. 그래서 바흐Bach 이름에 의한 작곡도 가능했다. [B–A–C–H(시b–라–도–시)] 음이 바흐 음이다.

고정도법과 이동도법

고정도법이란 조성에 상관없이 악보상 기보되는 음정을 그대로 읽는 계명창법을 말한다. 이동도법이란 조성이 바뀌어도 'C-Major'에서의 계명창을 유지한다. 그러다 보니 기본음 [도]가 자꾸 바뀌어 이동한다. 'G-Major'에서는 [솔] 음을 [도]라고 생각한다.

초등학교 시절 G-Major 악보의 노래에 계명을 붙이는 것을 어려워하는 친구가 있었다. 옆에 앉아 계속 궁시렁거렸다. 내게는 너무도 쉬운 계명 붙이기가 그 친구에게 왜 어려웠는지를 알게 된 것은 한참 후의 일이다. 이동도법을 배우는 방법이 완전히 거꾸로 되어 있기 때문이었다.

아이들에게 C-Major 계명을 확실히 익히게 한 후 이 음정을 그대로 조를 바꿔가며 부르도록 한다면 이동도법이 왜 필요한지 알게 된다(이 경우에 이동도법보다 고정도법으로 부르는 게 쉽다고 생각하거나 이동도법을 불편해하는 아이가 있다면 그 아이는 절대음감이 있다는 증거다. 이런 아이는 고정도법으로 가르쳐야 한다).

그 당시 우리는 이동도법을 소리로 배우지 않고 악보를 보며 눈과 머리로 배웠다. 악보 음정을 계산해가며 '[솔]이 [도]니까 [라]는 [레]고…' 하는 식으로 생각을 하려니 어려울 수밖에 없었다. 눈으로 보고 읽는 것은 고정도법이 훨씬 쉽다. 아래 표를 보고 고정도법이 더 쉽다고 느끼는 사람은 아마 거의 없을 것이다.

    이렇듯 고정도법과 이동도법에는 장단점이 있다. 각자 잘하는 것, 편한 것으로 하면 된다. 꾸준히 하다 보면 스스로에게 잘 맞는 것이 있다. 대부분 절대음감이 있는 아이들은 바로 고정도법을 편안해하고, 절대음감이 없는 아이들은 이동도법을 편안해한다.

가사	떴다 떴다 비행기 날아라 날아라 높이높이 날아라 우리 비행기
C-Major	미레 도레 미미미 레레레 미솔솔 미레도레 미미미 레레 미레도
G-Major 고정동법	시라 솔라 시시시 라라라 시레레 시라솔라 시시시 라라 시라솔
G-Major 이동도법	미레 도레 미미미 레레레 미솔솔 미레도레 미미미 레레 미레도

    말이 나온 김에 한 가지만 짚고 넘어갈까 한다. 위에서 살펴보았듯 우리나라 음이름 [다라마바사가나다]는 그리 활용도가 높지 않다. 초등학교 시기에 조성을 구별하는 방법 정도로만 쓰인다. 이제 초등학생 중에 알파벳을 모르는 아이가 거의 없으니 굳이 '다장조' '사장조' 하면서 하나의 음을 두고 두세 가지 이름을 붙이지 않았

으면 좋겠다.

　C-Major, G-Major라고 해도 모두 알 수 있다. 그리고 얼마 후면 모두 이렇게 바꾸어 배운다. 기타를 배우면 코드 이름이 모두 이렇게 되어 있고, 클래식 곡명에도 이렇게 나온다. 음악 교과서에서 이 부분을 개정하는 것이 맞다고 생각한다. '다장조' '사장조'는 중학교에 진학할 즈음 영어 공부를 시작하던 반세기 전에 영어를 아직 모르는 초등학생을 위한 배려로 생겼을 것이라는 게 내 생각이다.

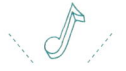

내 삶을
연주한다면
어떤 음악이 될까

인생은 크레셴도crescendo(점점 세게)다. 모든 일이 점점 더 무거워지고 힘들어진다. 신혼 초에 겪었다면 도무지 감당할 수 없어 보이는 일도, 나이가 들면 그저 인생이 그렇거니 하면서 견딜 수 있게 된다. 아이를 키우는 일도 마찬가지다. 아이의 체중이 늘어날수록 엄마의 팔뚝은 굵어지고, 힘도 더 강해진다.

그렇다고 힘이 무한히 늘어나는 건 아니다. 모든 것에는 한계가 있기 때문이다. 중간중간 힘 조절을 해야 한다는 이야기다. 그렇지 않으면 어느 날 갑자기 뚝 하고 부러지고 만다. 크레셴도로 걷잡을 수 없이 강해지는 삶을 잘 컨트롤하는 지혜가 필요하다.

음악도 마찬가지다. 처음에 피아노piano(여리게)로 작게 시작했는데 점점 커져서 포르티시모fortissimo(매우 세게)로 마치는 곡이 많다. 그렇다고 소리만 무작정 커지고 강해지기만 하면 아무도 좋아하지 않는다. 그 음악의 진행 과정에 여러 가지 장치가 있어야 폼 나는 음악이 된다.

라벨의 〈볼레로bolero〉가 가장 전형적인 예다. 스페인 춤곡인 볼레로는 원래 발레 음악으로 작곡되었다. 처음에는 아주 작은 소리로 [딴 따다다 딴 따다다 딴딴] 하며 작은 북이 연주를 시작한다.

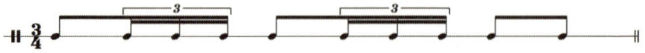

이렇게 시작된 볼레로의 특징적 리듬은 340마디나 쉬지 않고 계속된다는 것이다. 약 15~18분 정도 되는데, 처음부터 끝까지 같은 리듬이 반복된다. 그리고 어느 순간부터 그 리듬 위에, 느린 멜로디가 올라앉기 시작한다. [도~ 시도레도시라 도도라도] 그런데 이 멜로디 또한 계속 반복된다. 스페인풍과 아라비아풍의 민속적인 주제가 악기의 음색만 바뀔 뿐 18회나 똑같이 반복된다.

인생도 마찬가지다. 매일 이렇게 같은 리듬, 같은 멜로디가 반복된다. 반복되는 일상에 무기력해질 때가 한두 번이 아니다. 특히 아이를 키우는 엄마의 일상이 그렇다. 새벽부터 남편, 아이들 깨워 밥 먹여 학교 보내고 나면 청소, 빨래, 설거지가 시작된다. 집안 일이 대충 끝나고 좀 쉴 만하면 잡다한 집안 대소사 뒤치다꺼리가 시작된다. 또 한숨 돌릴 만하면 아이들과 남편이 차례로 집에 돌아온다. 그야말로 지지고 볶는 일상이다.

라벨의 〈볼레로〉는 아주 여린 피아니시모로 시작해 끝까지 조금씩 강해지고 웅장해진다. 그리고 마지막 두 마디에서 폭발적이고 정열적으로 바뀌면서, 어느 순간 갑자기 끝이 난다.

스트라빈스키는 라벨의 이 같은 규칙적인 리듬이 몹시 불쾌하게 느껴졌던 모양이다. 그는 라벨을 '스위스 시계공'이라는 별명으로 불렀다. 라벨의 아버지가 스위스 출신이었기 때문이다.

솔직히 나도 라벨의 볼레로는 별로 안 좋아한다. 이 곡이 왜 클래식 감상 리스트에 항상 들어 있는지 지금도 좀 의아하다. 중학교 다니는 아들의 필수 음악감상 리스트에 들어 있길래, 음악을 들려주며 이런저런 설명을 해주려 했다.

아들이 내 설명을 듣지도 않고 말한다. "엄마, 이 곡은 확실히 알아요. 설명 안 해도 돼요. 무한반복이잖아요." 지금 우리가 자신의 곡을 한마디로 '무한반복'이라고 이야기하는 것을 라벨이 알게 된다면 어떻게 생각할지 궁금해진다.

라벨의 〈볼레로〉는 연주자에게도 참 어려운 곡이다. 처음부터 끝까지 같은 템포로 연주하는 게 쉽지 않기 때문이다. 소리가 커지면 자기도 모르게 빨라지게 된다. 연주자만 그러는 게 아니다. 말을 할 때도 목소리가 커지면 말하는 속도도 점점 더 빨라진다.

소리가 점점 커지면서 템포가 자꾸 빨라질 것을 우려한 라벨은 악보에 끝까지 같은 템포를 유지해줄 것을 신신당부했다. 그러니까 라벨도 그 문제를 알고 있었다는 얘기다. 라벨의 〈볼레로〉는 연주자나 청중이나 끝까지 인내하고 감정을 절제해야 하는 음악이다. 절제하지 않으면 한순간 모든 게 뒤엉키기 때문이다. 그러나 인생을 〈볼레로〉처럼 죽을 때까지 절제하고, 참고 인내할 수만은 없는 일이다.

볼레로처럼 크레셴도로 연주되는 음악은 그나마 다이나믹하다고도 할 수 있다. 간혹 정말 대책 없이 처음부터 끝까지 시종일관 큰 소리로 연주되는 음악도 있다. 사실 이런 경우는 작곡이 그렇게 되었다기보다는 연주자들이 악기 소리의 크기를 조절하며 연주할 실력이 안 되기 때문인 경우가 대부분이다.

아무튼 처음부터 끝까지 그저 크고 강하게만 연주하는 곡이 있다고 상상해보자. 처음에만 큰 소리에 놀라 감동한다. 그러나 딱

거기까지다. 몇 분이 지나면 지루해지기 시작한다. 끝까지 크고 강하게만 연주해야 하는 음악이 있다면 세상에 그처럼 지루한 곡도 없을 것이다. 사실 이런 음악은 존재하지 않는다. 물론 그런 인생도 있을 수 없다.

처음부터 끝까지 포르테forte로 세게 연주되는 곡이라면 군대의 행진곡들을 떠올릴 수 있다. 하지만 이 행진곡들도 잘 들어보면 중간에 잠깐잠깐 부드럽게 속삭이는 부분이 있다. 바로 이때 사용되는 악상기호가 수비토 피아노subito piano(갑자기 여리게)다.

요한 슈트라우스의 〈라데츠키 행진곡〉이 아주 좋은 예다. 씩씩한 행진을 하던 중에, 갑자기 소리가 작아지며 속닥속닥 이야기를 건네는 것 같은 부분이 등장한다. 그러고는 바로 언제 그랬냐는 듯 다시 씩씩하게 가버린다.

음악에서 이런 다이나믹이 필요한 이유는 음악을 계속 즐겨 듣게 하기 위해서다. 음악이 길어지면 앞의 소리보다 조금 크게, 점점 크게 연주하는 것만으로는 듣는 이의 마음을 사로잡을 수 없다.

그래서 그보다 더 극적이고 효과적인 장치를 도입해야 한다. 이럴 때 사용하는 방법이 바로 수비토 피아노인 것이다. 점점 커지던 연주가 갑자기 조용해지면 청중은 포르티시모로 연주되던 소리보다 더 집중해서 듣게 된다.

크게 수다 떨던 아줌마들이 이웃집 흉을 볼 때, 갑자기 소리를 낮추는 것도 일종의 수비토 피아노다. 그러면 옆에 있던 사람들이 그 아줌마의 속닥거리는 소리에 귀를 기울이게 된다. 그러고는 아무 관심도 없는 남의 이야기에 귀를 쫑긋하며 듣고 있는 스스로에게 분노하게 된다. 한국의 아줌마는 진정 뛰어난 음악가라고 할 수 있다.

베테랑 유치원 교사들도 훌륭한 음악가다. 어린아이들을 단체로 모아두면 금방 소란스러워진다. 이런 아이들의 주의집중을 유도할 때 초보교사는 아이보다 더 큰 소리로 외친다. 조용히 하고 선생님 이야기를 들어달라고.

하지만 베테랑 교사는 오히려 작은 소리로 속삭인다. 엄청 흥미로운 일이 벌어진 양 표정 연기가 장난이 아니다. 그러면 아이들이 하나둘 모여들어 선생님을 쳐다본다. 수비토 피아노를 실생활에서 가장 잘 활용한 예라 할 수 있다.

비엔나 시청에서 열리는 신년 음악회가 끝나면, 앵콜곡으로 거의 매번 〈라데츠키 행진곡〉이 연주된다. 처음엔 웅장한 팡파레가

울린다. [빠라람 빠라람 빰빰빰빠 띠리리리 띤띤 띤 짱!] 그러고 나면 청중들이 일제히 음악에 맞춰 박수를 치기 시작한다. 그러나 계속 이렇게 박수만 치면 바로 지루해진다. 지루해질 때가 되었다 싶으면, 어느 순간 모두 박수를 멈추어야 한다. 바로 수비토 피아노 부분이다.

조용히 연주되는 순간에도 청중들은 다시 박수 칠 순간을 기다리게 된다. 마침내 지휘자가 청중을 향해 돌아서서 박수를 치라는 신호를 보내면, 애타게 기다리던 청중들은 매우 즐거워하며 박수를 치기 시작한다. 수비토 피아노의 마력이다.

음악은 때론 크게, 때론 작게 연주되어야 즐겁다는 이야기다. 수비토 피아노보다 더 극적인 방법도 있다. 게네랄 파우제general pause(모두 쉼)다. 연주가 갑자기 중단되고 모두 조용하게 숨죽여야 한다는 악상기호. 연주 중에 갑자기 고요한 순간이 시작되면 청중들은 몹시 혼란스러워진다. 도대체 이 침묵이 언제까지 가는 건지 불안해지기까지 한다.

악보상에 게네랄 파우제는 그저 한 마디를 모든 악기가 쉬라고 되어 있지만, 이 한 마디의 시간을 얼마만큼으로 할지는 전적으로 지휘자 마음이다. 물론 그 앞의 연주 방식과 연주 속도, 악상 변화가 이 시간을 결정짓기도 한다. 앞의 연주와 무관한, 무리한 게네랄 파우제는 음악적 긴장감을 놓치기 때문이다.

게네랄 파우제가 사용된 대표적인 예는 헨델의 〈메시아〉 중에 나오는 〈할렐루야〉다. 곡이 끝나갈 즈음 전 파트가 일제히 [할렐루야 할렐루야 할렐루야 할렐루야] 하며 점점 크게, 점점 빠르게 네 번을 외친다.

그러고는 갑자기 정적이다. 마치 절벽 끝을 향해 전속력으로 달려가던 자동차가 급제동하는 것 같은 순간이다. 이때 가장 중요한 건 지휘자의 자세다. 얼음처럼 굳은 모습으로 있어야 한다. 이 자세로 지휘자의 역량을 평가하기도 한다. 이때는 머리카락도 날리면 안 된다.

가끔 무지한 청중이 이 순간에 박수를 치는 경우도 있다. 연주자들은 그 사람의 멱살을 비틀어 잡고 싶은 생각이 든다. 그러나 단지 그 사람이 무지하기 때문만은 아니다. 박수를 친 사람이 연주에 집중하지 않았기 때문일 수도 있다. 집중해서 연주자를 보고 있는데 게네랄 파우제 순간에 박수를 칠 수 있는 사람은 없기 때문이다. 그만큼 게네랄 파우제는 갑자기 모든 악기 소리가 멈추고, 숨소리까지 잦아들게 하는 소름 끼치도록 극적인 순간이다.

지휘자나 연주자 중 한 사람이라도 이 게네랄 파우제를 제대로 하지 못하고 아주 작은 빈틈이라도 보이면 꼭 그런 사태가 발생한다. 훌륭한 지휘자는 이 침묵의 시간에 청중이 숨도 못 쉬도록 꽉 붙잡아둔다.

그러다 지휘자의 손이 움직이고 마지막으로 아주 느리게 [할-렐-루-야~~~~] 하며 합창단이 노래를 시작하면, 청중도 멈췄던 숨을 비로소 내쉴 수 있다. 이렇게 연주가 끝나야 청중은 제대로 감동하게 된다.

이렇듯 수비토 피아노나 게네랄 파우제는 이어서 연주될 음악을 기대하게 하는 아주 뛰어난 장치다. 음악을 계속 즐겁게 듣게 하기 때문이다.

우리 삶에서도 이런 악상기호가 필요하다. 매일이 크레셴도다. 아이들 속 썩이는 것도, 남편 철없어지는 것도 크레셴도다. 모든 일들이 점점 빨리, 점점 크게 진행된다. 삶이 힘든 것은 바로 이 정신없는 속도 때문이다.

내 인생에서 '갑자기 작게' 혹은 '모두 쉼'을 할 수 있는 방법이 하나쯤은 있어야 한다. 휴대전화를 꺼버리는 것도 아주 쉽게 할 수 있는 방법 중 하나다. 요즘은 스마트폰의 여러 가지 기능 때문에 휴대전화를 손에서 놓을 수가 없다. 그러나 한번 생각해보자.

내가 한시도 눈을 떼지 않고 들여다보는 그 내용 중에 정말 중요한 것이 얼마나 되는가를.

단 한 시간만이라도 하던 일을 모두 멈추고 조용히 있어보면 어떨까? 물론 문자메시지나 카톡에서는 난리가 날 것이다. 그러나 내 휴대전화가 그렇게 한 시간쯤 꺼져 있다고 세상이 무너지는 큰일은 절대 일어나지 않는다. 힘들다, 힘들다 하면서도 휴가지에서조차 이메일과 문자를 수시로 주고받는다면, 인생은 여전히 포르테forte(세게)인 거다. 그런 상황이 줄곧 이어지다 보면 어느 한 순간 갑자기 무너져버리고 만다.

독일 사람들은 일이 너무 많아 힘들 때, 나제폴nasevoll이라는 표현을 쓴다. '코까지 가득 찼다'는 뜻이다. 우리말에도 '내 코가 석 자다'라는 속담이 있다. 같은 '코' 이야기지만 내용에는 조금 차이가 있다.

우리말은 자신이 힘들어 다른 사람을 도울 여력이 없다는 표현이지만, 독일 말은 그저 나의 상태가 지금 심각하게 힘들다는 뜻이다. 수비토 피아노나 게네랄 파우제가 필요한 시간이라는 뜻이다.

힘들면 주위에 '내 코가 석자다' 하고 소문을 내야 한다. 주위에 이런 소문을 내는 사람이 있거든, 철저하게 그가 원하는 시간만큼 혼자 있게 해줘야 한다. 조용하게 있고 싶다고 하는데 '도대체, 왜,

뭐가 힘드냐고, 어떻게 도와주면 좋겠느냐'고 쉬지 않고 메시지를 보내는 건 게네랄 파우제 중에 박수 치는 청중만큼이나 센스 없는 짓이다.

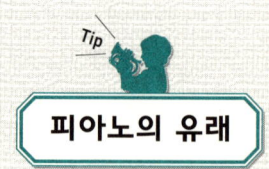

피아노의 유래

'피아노piano는 여리게, 포르테forte는 세게.'

이 정도 음악 용어는 누구나 다 안다. 음악 하면 가장 먼저 떠오르는 악기인 피아노도 이들 용어에서 유래했다. 원래 큰 소리도 나고 작은 소리도 나는 신기한 악기라는 뜻으로 피아노포르테pianoforte라고 했는데, 이를 줄여 피아노라고 하게 된 것이다.

피아노 이전에 이와 비슷하게 생긴 쳄발로라는 악기가 있었다. 생긴 것은 비슷하지만 원리는 다르다. 피아노는 해머(망치 모양의 나무 조각)가 현을 두드려서 소리를 내는 타현打絃 악기고, 쳄발로는 현을 퉁겨서 소리 내는 발현撥絃 악기다.

현을 뜯어서 소리를 내는 쳄발로는 한 건반에서 '세게' '여리게'를 구별해 연주할 수 없었다. 이를 보완하기 위해 음량이 다른 2단의 건반을 만들어 악상을 표현했지만, 여전히 크레센도crescendo(점점 크게)나 디미누엔도diminuendo(점점 여리게)는 연주할 수 없었다.

피아노는 건반을 가볍게 터치하는 정도로 '여리게'를 표현하고, 두들기면 '세게' 소리가 나니, 당시로서는 신기한 악기일 수밖에 없었다. 그래서 그 이름이 피아노포르테가 된 것이다. '여리게' '세게'가 다 되는 악기라는 뜻이다.

'여리게' '세게'를 음량으로만 생각하면 너무 단순하다. 그러나 음악은 그렇게 단순한 것이 아니다. 음량 이외에 또 다른 힘이 작용한다. 그 힘을 나는 집중도(인텐지테트intensität)라고 한다.

그저 세게 연주하는 큰 소리와 여리게 연주하는 작은 소리는 표현하기 쉽다. 피아노로 연주할 때, 가장 어려운 표현은 집중도가 높은 작은 소리다. 포르테를 연주할 만큼의 힘을 가지고 연주하지만 아주 작은 소리를 내기 위해 절제를 한다. 그렇기 때문에 청중도 집중할 수밖에 없다.

특히 피아니시모pianissimo의 몰토 레가토molto Legato로 애절한 표현을 하려면 음량은 작지만 그 흐름에 엄청난 에너지가 필요하다. 그래서 작은 소리를 연주하는 기술이 더 중요한 것이다.

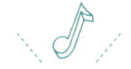

좋은 음악에는 카타르시스의 순간이 있다

100미터 달리기에서 가장 떨리는 순간은 출발선에 서서 총소리를 기다리는 마지막 0.1초다. 지휘자에게도 이와 비슷한 순간이 있다. 연주를 시작하기 바로 직전이다.

지휘법 중에 눌 포지션null position이라는 것이 있다. 영어로 직역하면 제로 포지션zero position이라 할 수 있겠다. '아무것도 하지 않는 자세'라는 뜻이다. 그렇다고 진짜 아무것도 하지 않는 것은 아니다. 지휘할 때보다 훨씬 더 많을 것을 해야 하는 순간이다.

지휘자는 무대에 들어서면 먼저 지휘대에 올라 청중에게 인사하고 오케스트라를 향해 돌아선다. 잠시 숨을 고르고 손을 팔꿈치 높이로 올리면서 연주자 한 사람 한 사람을 살펴본다.

이 순간, 지휘자와 연주자 사이의 아이컨택eye contact이 그날 연주의 성공 여부를 결정한다. 연주자나 청중 모두 지휘자만 바라보고 있다. 몇 초가 채 안 되는 시간이다. 어떠한 움직임도 없는 무無의 상태다. 이때는 숨도 쉬지 않는다. 바로 이 순간을 눌 포지치온이라 하는 것이다.

연주홀 내부에 있는 모든 사람의 눈동자가 지휘자의 미동도 없는 자세에 집중하는 바로 그 순간, 지휘자는 연주될 곡의 한 박자 길이와 같은 속도로 숨을 들이마시며 천천히 손을 올린다. 그리고 마치 "지금"이라고 말하는 듯한 손짓으로 오케스트라나 합창단의 첫 소리를 허락한다. 정말 긴장되면서도 지휘자의 권위가 느껴지는 멋진 순간이다. 이 순간이 지나고 나면 연주는 '순풍에 돛단배'처럼 흘러간다.

간혹 눌 포지치온의 순간에 지휘자가 팔꿈치 높이로 올렸던 팔을 맥없이 내려놓는 경우가 있다. 절대고요의 순간이어야 하는 집중의 순간에 청중석에서 소음이 날 때다. 아주 까다로운 지휘자만 그러는 것은 아니다. 연주 전체를 결정하는 상황이기 때문에 모든 지휘자가 예민해져 있는 순간이다.

객석이 다시 조용해지기를 기다리는 것은 100미터 달리기에서 옆 라인의 선수가 부정 출발을 한 후, 처음부터 다시 몸을 풀어야 하는 상황과 비슷하다. 정말 맥 빠지는 순간이다. 눌 포지치온 순간의 작은 헛기침 소리는 앞에서 이야기한 게네랄 파우제에 박수 치는 것만큼이나 음악을 방해한다.

음악이 시작되면서 눌 포지치온의 긴장이 한 순간에 풀리는 느낌을 음악적 카타르시스catharsis라고 표현할 수 있다. 이 순간의 카타르시스를 단순히 감정정화, 정서정화 정도로 표현하기에는 느낌이 많이 부족하다.

카타르시스를 사전에서 찾아보면 '비극을 봄으로써 마음에 쌓여 있던 우울함, 불안감, 긴장감이 해소되어 마음이 정화되는 것'이라고 되어 있다. 억압돼 있던 부정적 감정이 외부로 표출되면서 마음이 시원해지는 느낌을 뜻한다.

사실 음악은 그 자체가 카타르시스다. 베를린 국립예술대학 시절 내 지도교수였던 그로노스타이Gronostay 교수는 "카타르시스가 없는 연주는 실패한 연주다"라고 늘 이야기했다.

음악에서 느끼는 카타르시스란 이런 것이다. 아주 여리게 절제하다가 어느 순간 아주 세게 연주해서 감정을 폭발시킬 때, 혹은 아주 느리게 연주해서 답답함을 느끼게 하다가 편안한 템포로 돌아올 때 청중이 느끼는 상태다.

파가니니의 바이올린 곡이나 리스트의 피아노 곡처럼 특별한 기술이 필요한 어려운 부분을 듣자면 연주자나 청중 모두 불안불안하다. 그러다가 어느 순간 연주자가 아주 편안해하며 연주하는 부분이 나오면 청중도 긴장이 풀리며 그 느긋함을 즐기게 된다.

바흐의 칸타타cantata는 바로 이런 카타르시스적 요소가 중요하게 작용하는 음악이다. 바흐의 칸타타 중에 4성부 푸가fuga와 코랄choral이 나오는 곡이 많다. 4성부 푸가의 난해한 부분은 마치 끝나지 않을 것처럼 꼬리에 꼬리를 물고 계속된다.

그러다가 어느 순간 그 복잡한 노래가 끝나고, 아주 부드러운 코랄이 나오면 그렇게 맘이 편해질 수 없다. 어려운 가사도 귀에 쏙쏙 들어온다. 푸가 부분에서 도대체 무슨 소리인지 알아들을 수 없었던 것이, 코랄 부분에서 가사가 잘 들리도록 바뀌는 것이다.

바흐의 칸타타가 참 매력 있다고 하는 사람들은 대부분 바흐의 이런 음악 어법에 매료된 경우가 대부분이다. 따라서 바흐의 칸타타를 연주할 때, 연주자는 이 카타르시스 효과를 최대한 발휘해야 한다는 것이 그로노스타이 교수의 주장이다.

만약 연주 내내 편안하기만 하거나, 난이도가 있는 곡이라 해서 연주 내내 청중에게 부담만 준다면 그 연주는 결코 성공적인 연주라 할 수 없다. 답답함 끝에 찾아오는 편안함, 편안함 후에 따라오는 긴장감 등 심리적 조절을 잘해야 한다.

음악 연주도 청중과의 심리전이다. 이런 심리전에 강한 연주자의 연주를 들을 때는 한눈을 팔거나 딴생각을 할 수 없다.

"당신의 음악은 오르가슴을 느끼게 해요!"

영화 〈파리넬리〉에 나오는 대사다. 파리넬리의 〈카덴차cadenza〉는 인간의 소리로 노래할 수 있는 기술적 한계를 뛰어넘는 기교의 극치를 보여준다. 마지막 페르마타fermata(늘임표 부분)에서 너무나 길게 끌며 노래하는 바람에 앞줄에 서서 듣던 공작의 딸은 호흡곤란으로 쓰러지기까지 한다. 노래를 듣는 사람이 노래 부르는 사람과 함께 호흡했기 때문이다. 정말 훌륭한 연주자는 이렇듯 청중의 호흡을 조절할 수 있다.

영화에는 이런 장면도 있다. 연주홀 2층에는 도도하게 차를 마시며 독서하는 아주 기분 나쁜 인상의 공작부인이 있다. 그녀의 컵 부딪는 소리에 파리넬리는 노래를 중단하기도 한다.

그러나 이 도도한 부인도 카덴차는 집중해서 듣는다. 숨넘어갈 듯한 페르마타 음이 해결음으로 끝나는 순간에 그녀는 눈물 흘리며 감동한다. 음악회가 끝나고 그 부인이 주최한 애프터 모임에 파리넬리가 나타나자 그녀가 하는 이야기가 바로 "당신의 음악은 오르가슴을 느끼게 해요!"다. 엄청나게 감동적이었다는 표현의 극치라 할 수 있다.

파리넬리는 음악적 카타르시스를 완벽하게 구현했다고 할 수 있다. 페르마타 음이 단순히 길기 때문에 듣는 청중의 숨이 넘어가는 게 아니다. 그 소리에 카리스마적 파워가 없다면 청중은 얼마든지 중간에 숨을 쉴 수 있다. 연주자와 청중이 서로 분리되어 있다는 이야기다.

그 긴 음을 처음에는 답답하리만치 유지하다가 숨을 참기 힘들 때부터 크레센도crescendo(점점 크게) 해서 청중의 마음을 이끌고 가는 것이다. 영화의 이 장면은 다시 봐도 명장면이다.

클래식 음악회가 지루하고 힘들거든 이렇게 조금은 거만하게 생각해도 된다. '오늘 연주자는 나를 휘어잡지 못하는군!' 진정한 대가는 음악을 잘 모르는 청중도 요리할 수 있는 자신만의 카리스마적 기술을 가지고 있다. 그게 심리전이 될 수도 있고, 숨을 못 쉬게 하는 테크닉일 수도 있다. 연주자가 나를 요리할 수 있는 사람인지 아닌지, 혹은 어떤 방법으로 요리할지 궁금해하며 음악을 듣다 보면 연주에 훨씬 집중할 수 있다.

카타르시스적 요소는 일반 공연장의 음악에만 적용되는 이야기가 아니다. 대부분의 예술 장르가 갖고 있는 특징이다. 물론 예배나 미사 같은 종교의식에도 포함되어 있다. 종교의식에서의 카타르시스적 요소는 물론 음악을 통해 이뤄진다. 그렇기 때문에 종교음악이 그토록 다양하게 발전해온 것이다.

우리 인생을 음악에 비유하면 어떤 형식의 음악이 될까? 세 시간짜리 교향곡일까? 아니면 6부작으로 구성된 바흐의 칸타타일까? 그 어떤 장대한 음악으로도 비유될 수 없는 것이 우리 한 사람 한 사람의 인생이다.

훌륭한 인생에는 카타르시스적 순간이 있다. 카타르시스가 가능하려면 그만큼의 숨을 참는 인내의 순간이 있어야 한다. 항상 즐겁고 좋은 일만 있으면 카타르시스적 감동은 없다는 이야기다.

눌 포지치온을 유지하는 지휘자, 숨이 차도록 길게 노래하는 파리넬리는 그 카타르시스적 기쁨을 준비하는 것이다. 카타르시스는 어느 순간의 쾌락이 아니다. 그 순간을 준비하는 인내의 또 다른 이름이다. 지금 힘들고 고단한 인내의 과정을, 앞으로 있을 극적인 감동을 위한 준비라고 생각하면 마음이 조금은 편해질 것이다. 인생에는 각자의 나이에, 꼭 그즈음에 필요한 인내의 과정이 있다.

그 숨 막히고 답답한 눌 포지치온의 순간을 피하지 말자. 그 힘든 순간을 잘 연주해보자. 카타르시스의 시간이 다가오고 있다.

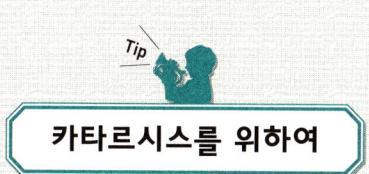

카타르시스를 위하여

바흐와 칸타타

바흐가 라이프치히Leipzig에 있는 성 토마스 교회의 교회 음악가로 발탁된 당시의 이야기다. 성 토마스 교회에서는 당시 바흐보다 좀 더 유명한 텔레만Telemann, 1681~1767이 오기를 바랐다.

하지만 텔레만은 성 토마스 교회에서는 교회 음악가가 교회뿐 아니라 학교 일까지 해야 하기 때문에 일이 많다는 이유로 거절했다. 결국 성 토마스 교회는 바흐를 선택했다. 덕분에 바흐는 그곳에서 지금까지 전해지는 수많은 칸타타를 작곡했다. 만약 그때 텔레만이 갔더라면 어떻게 되었을까?

코랄

독일 복음주의 교회의 회중찬송을 말한다. 사제들뿐 아니라 일반인도 신을 어디서나 찬양할 수 있어야 한다는 루터의 종교개혁 정신이 스며 있다. 음악적 소양이 전혀 없는 예배 참석자들도 코랄의 찬송을 따라 부를 수 있을 정도로 쉽게 작곡되어 있다. 바흐의 칸타타에는 마지막에 4성부로 작곡된 코랄이 나온다. 그 밖의 악장에서도 코랄의 가사와 선율이 사용되는데 이를 코랄 칸타타라고 한다.

카덴차

악곡이나 악장이 끝나기 직전에 독주자나 독창자가 기교적이고 화려하게 연주하는 것을 말한다. 연주자의 즉흥연주에 의지하던 시절도 있었으나 차츰 작곡가가 직접 작곡을 하게 되었다. 초연에 함께 연주할 친구 연주자의 테크닉을 최대한 활용할 수 있도록 작곡된 예가 많다. 한마디로 연주자가 한껏 폼을 잡으라고 만든 부분이다.

페르마타

'정체' '정지'라는 뜻이다. 이탈리아에서는 버스정류장이 페르마타다. 페르마타가 붙은 음은 두세 배 늘여서 길게 연주한다. 페르마타를 흔히 이 '늘임표' 기능으로만 알고 있지만 '마침표' 기능도 있다. 페르마타 표시가 있는 곳에서 곡을 끝맺으라는 뜻이다. 또 코랄에서는 단순히 '숨 쉬는 곳'의 의미로 쓰이기도 한다.

1. 페르마타 늘임표 기능

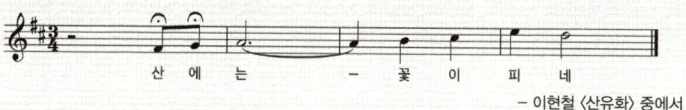

– 이현철 〈산유화〉 중에서

2. 페르마타 마침표 기능

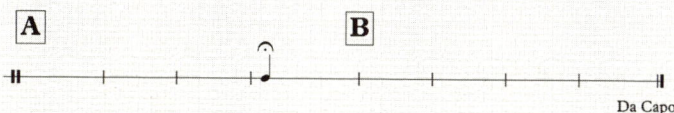

3. 페르마타 숨표 기능

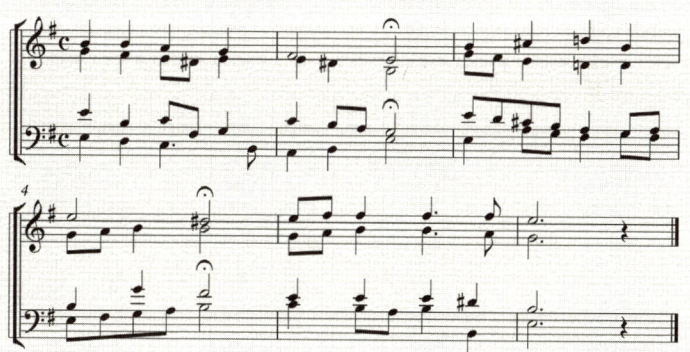

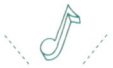

자신있는 사람만
다른 사람의
소리를 들을 수 있다

　TV를 보다 보니 멋진 글라스 하프glass harp 연주 장면이 나온다. 캐논 카메라의 기능을 설명하기 위한 광고다. 광고를 보다 보니 혼자만의 생각이 앞으로 달려나간다. 카메라 회사 캐논과 음악용어 캐논canon은 무슨 연관이 있는 걸까? 한참을 찾아봐도 별 연관은 없어 보인다. 캐논 이야기가 나온 김에 음악에서 캐논이 무엇인지 좀 더 자세히 살펴보자.

　캐논 하면 우리는 흔히 파헬벨Pachelbel의 〈캐논〉 변주곡을 떠올린다. 음악에서 캐논은 한 성부의 주제를 다른 성부에서 모방하는 것을 의미한다. 쉽게 말해 돌림노래라고 할 수 있다. 우리에게 아주 익숙한 돌림노래가 있다.

꼬꼬댁 꼬꼬 먼동이 튼다
복남이네 집에서 아침을 먹네
옹기종기 모여 앉아 꽁당보리밥
꿀보다도 더 맛 좋은 꽁당보리밥
보리밥 먹는 사람 신체 건강해

사오십 대라면 누구나 이 노래를 기억할 것이다. 쌀이 부족해 혼·분식을 장려하기 위해 이 노래를 부르게 했다. 요즘의 TV 공익광고와 비슷한 셈이다. 노래는 '보리밥 먹는 사람 신체 건강해'라고 단언하며 끝난다.

이 말을 뒤집어 보면 '쌀밥 먹는 사람의 건강은 보장할 수 없다'는 이야기가 된다. 물론 흰쌀밥보다 현미밥이 건강에 좋다고 하는 것을 보면 그리 틀린 말은 아니다. 그러나 그때는 상황이 달랐다. 건강을 위해서가 아니라 부족한 쌀을 아끼기 위해 이런 노래라도 불러야 했던 시절이었다.

다 같이 돌자 동네 한 바퀴
아침 일찍 일어나 동네 한 바퀴
우리 보고 나팔꽃 인사합니다

우리도 인사하며 동네 한 바퀴

바둑이도 같이 돌자 동네 한 바퀴

사실 꽁당보리밥 가사보다는 이 가사로 더 알려져 있다. 이 노래의 멜로디는 프랑스 민요다. 이 생뚱맞은 곡에 윤석중 선생이 이렇게 재미있는 가사를 붙인 것이다. 이 노래는 돌림노래로 부를 수 있도록 되어 있다. 초등학교 교실마다 풍금이 있던 시절, 아이들은 이런 돌림노래를 참 많이 불렀다. 돌림노래가 시작되면 모두 자기 순서를 놓치지 않으려고 주먹을 꼭 쥐고 있었다.

이 노래는 지금도 초등학교 4학년 교과서에 나온다. 돌림노래를 처음 불렀던 때가 기억난다. 시간차를 두고 서로 돌아가며 부르면서 자연스럽게 화음이 이뤄지는 노래였지만, 난 다른 아이들 노래가 내 노래를 방해한다고 생각했다. 내 노래를 잘 부르려면 남들 노래를 듣지 않아야 한다고 생각했다.

귀를 막고 혼자 불러보기도 했다. 하지만 내 노래에 집중하면 할수록 다른 사람의 노래를 전혀 들을 수 없게 되었다. 오히려 나 때문에 전체의 노래가 더 엉망이 되었다.

친구들 노랫소리가 들리면 내 노래를 부르기 힘들고, 친구들 노랫소리를 듣지 않고 내 노래만 부르면 노래 전체가 뒤죽박죽이 돼

버렸다. 이러지도 저러지도 못하다가 끝나버리는 돌림노래가 항상 속상했다. 돌림노래의 아름다움을 느끼기에는 너무 어렸던 때였다.

 돌림노래를 잘 부르기 위해서는 여러 가지 조건이 필요하다. 제일 중요한 건 각자 맡은 부분의 노래를 끝까지 불러야 한다는 사실이다. 처음에는 다른 파트의 노래와 내가 부르는 파트의 노래가 서로 방해하는 것처럼 들린다.

 그러나 조금 지나면 각자의 파트가 서로 어울려 화음을 낸다는 사실을 깨닫게 된다. 그러나 아름다운 화음은 그저 내 순서에 잘 부르기만 해서 만들어지는 것은 아니다.

 서로 속도를 맞춰야 한다. 서로 화음이 되려면 같은 템포로 불러야 한다는 이야기다. 아무리 정확하게 노래해도 템포가 조금만 달라지면 화음이 될 수 없다. 그러나 문제는 돌림노래에서 서로 부르는 가사가 다르기 때문에 템포를 맞추기가 그리 쉽지 않다는 사실이다. 도대체 어떻게 해야 서로의 템포를 맞출 수 있는 걸까?

 무엇보다 다른 사람이 부르는 노래를 잘 들어야 한다. 화음을 느끼기 위해서는 합창을 듣거나 불러봐야 한다. 합창이란 각기 다른 음으로 구성된 노래를 함께 부르는 것이다.

 제대로 된 합창을 하기 위해서는 많은 연습이 필요하다. 각 파트별로 음을 익히고, 각 파트가 함께 모여 여러 번 불러야만 제대로 된 합창을 할 수 있다. 그러나 돌림노래는 특별한 파트 연습 없이 바로 화음을 느껴볼 수 있는 특별한 형식의 합창이다.

일단 돌림노래는 간단한 화성 진행의 패턴이 반복된다. 각 파트가 한두 마디 후에 시작해도 서로 화음이 되도록 작곡된 것이다. 〈동네 한 바퀴〉 이 노래에서는 첫 번째 마디에 [도미솔] 화음이 두 번, 두 번째 마디에는 [솔시레] 화음이 한 번, [도미솔] 화음이 한 번 나온다. 이렇게 두 마디 단위로 화성 패턴이 반복되기 때문에, 두 마디 후에 혹은 네 마디 후에 따라 부르면 서로 아주 자연스럽게 화음이 되는 것이다.

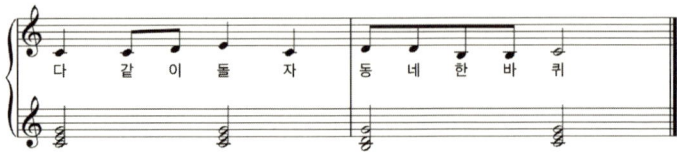

아이들과 돌림노래를 부르다 보면 참 재미있는 현상을 발견하게 된다. 노래가 자신 없는 아이들은 얼굴을 찡그린 채, 자기 노래에 집중하려고 애쓴다. 아무도 쳐다보지 않고 책상이나 마룻바닥에 시선을 고정한 채, 귀를 막고 노래를 부르기도 한다. 서로 아이컨택이 없고, 표정도 어둡다. 타인의 말을 전혀 듣지 않는 자폐의 전형적 증상이다.

노래가 반복되고 조금씩 자기 노래에 자신이 생기면 아이들 태도에도 변화가 생긴다. 고개도 들고, 표정도 편안해진다. 무엇보다도 다른 사람의 소리를 들으려 노력한다. 자기 목소리가 다른 사람의 목소리보다 커야 한다고 생각하던 아이들이 다른 사람의 소리를 듣기 위해 자기 노래를 작게 부르기도 한다. 놀라운 변화다.

이제 노래 부르기가 즐거워지기 시작한 것이다. 서로의 노래가 화음을 이룬다는 걸 느끼면서부터는 웃는 표정이 된다. 서로의 노래가 끝나는 순간, "와—" 하며 서로를 마주 보며 손뼉을 친다.

노래를 통해 다른 사람과 하나 됨을 아이들은 느낀 것이다. 더 이상 내 목소리를 높여 소리 지르듯 노래하지 않아도, 인상을 쓰지 않아도 된다는 것을 알게 된 것이다. 무엇보다도 다른 사람의 소리를 들으면서 노래해야만 아름다운 노래가 된다는 사실을 깨닫게 된 것이다. 함께 노래하는 즐거움을 아이들은 돌림노래를 부르며 경험한다.

〈동네 한 바퀴〉 같은 돌림노래의 최상급 버전이 푸가fuga다. 바흐의 곡에 특히 많이 등장한다. 바흐의 마지막 작품 제목이 〈푸가의 기법die kunst der fuge〉이다. 직역하면 '푸가의 예술'인데 언제부턴가 우리는 이 곡을 '푸가의 기법'이라고 부른다. 바흐가 죽을 때까지 푸가에 골몰한 것을 보면, 당시 작곡가들이 푸가의 형식을 두고 얼마나 고민했는가를 충분히 짐작할 수 있다.

푸가는 아주 민주적이다. 모든 파트가 멜로디 주제를 번갈아 연주하도록 되어 있다. 어느 한 사람이 주연배우를 맡는 것이 아니고 곡의 진행에 따라 주인공이 서로 바뀌는 형식이다. 누가 더 중요하고 덜 중요하다고 할 수 없다. 주제가 등장할 때마다 조금씩 변형된다. 이 변형된 주제들이 서로서로 얽혀 있다. 마치 우리가 사는 세상만큼이나 복잡하다.

돌림노래나 푸가의 각 파트를 사람과 비교해보면 아주 재미있다. 몰려다니는 것을 좋아해서 꼭 옆에 누군가 있어야 그 가치가 나타나는 음도 있고, 독불장군처럼 혼자 있어야만 폼 나는 음도 있다. 큰 소리로 자신의 존재감을 끊임없이 표출하는 음도 있고, 어딘가에 슬며시 묻혀 다른 음을 빛나게 도와주는 조연급 음들도 있다.

중요한 것은 어떤 역할을 하든 자신에 대한 확신이 없는 사람은 다른 사람의 소리를 전혀 들을 수 없다는 사실이다. 그저 자신의 소리만을 듣기 위해 애쓰고 있으면 전체가 어디로 가고 있는지, 남들이 도대체 뭘 하고 있는지 들을 여력이 없다. 심지어는 내 소리마저 들렸다 안 들렸다 한다. 내 소리가 들리지 않으면 나중에는 내가 뭘 하고 있었는지조차 헷갈린다.

함께 사는 세상에서 인정받으려면 자신이 있어야 한다. 자기확신, 자기신념이 있어야 남들과 어울릴 수 있다. 흔히 남의 눈치를 잘 보는 아이를 사회성이 좋은 것처럼 착각하는 부모가 있다. 전혀 그렇지 않다. 이 사회에서 자기 역할을 제대로 하며 조화롭게 살아가려면 스스로에 대한 자부심이 있어야 한다. 자기 소리를 내지 않고, 그저 남의 소리를 듣는 방식으로는 화음이 이뤄질 수 없다.

우리 아이들이 남들과 조화롭게 살려면 무엇보다 자신감이 있어야 한다. 흔히 생각하듯 자기희생이 화합의 조건이 아니다. 자신감이 먼저다. 스스로에게 자신 있는 아이들이 자기희생도 할 수 있는 것이다. 푸가와 돌림노래를 통해 배우는 지혜다.

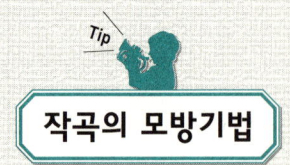

작곡의 모방기법

'모방'이란 말 그대로 '흉내 내기'다. 아이가 성장하면서 가장 잘하고 가장 많이 해야 하는 것이 흉내 내기다. 음악을 작곡할 때 이런 흉내 내기를 주된 방식으로 하는 음악들이 있다. 바로 돌림노래, 캐논, 푸가 같은 음악들이다. 이 음악들이 처음 제시된 주제를 흉내 내는 것을 들어보자.

돌림노래

처음에 제시된 주제와 똑같은 것을 일정한 박자 뒤에 따라가며 모방하는 방식이다. 모방하는 선율이 두 박자 늦게 시작했다면 결국 끝에도 두 박자 늦게 끝난다. 열심히 따라가다 보면 혼자 썰렁

하게 남는 두 박자가 생긴다. 혹은 처음에 시작한 파트가 반복해서 노래하면 언제까지라도 계속될 것 같은 무한반복 돌림노래를 부를 수 있다.

캐논

그리스어로 '규칙' '표준'을 뜻한다. 돌림노래의 경우처럼 주제 선율을 변화 없이 그대로 모방하는 경우로 '엄격한 모방기법'이라 한다. 악기 연주를 하게 되면 음형이 자유롭고 다양하기 때문에 노래보다는 좀 더 복잡하게 얽혀 있는 느낌을 받게 된다.

과거 캐논 연주자들은 마지막 끝맺음 부분을 자유롭게 연주할 수 있었다. 어린 시절 돌림노래를 부를 때 마지막에 따로 남게 되는 파트가 있다. 이 순간이 불안한 친구들은 먼저 시작한 파트가 끝날 때 후다닥 마무리를 하는 경우도 있었다. 시작은 늦게 하고 끝은 같이 끝맺었던 기억이 있는데 그 또한 아주 좋은 음악성이다.

푸가

푸가란 음악양식 중 하나로, 캐논처럼 주제를 모방하는 작곡법을 활용한다. 대신 이때 모방하는 방법이 매우 다양하다. 5도 아래로 모방하기도 하고, 거울처럼 뒤집어져 모방하기도 한다. 리듬을 두 배로 늘일 수도, 절반으로 줄일 수도 있다. 주제 선율 하나로 해볼 수 있는 모든 시도를 한다. 푸가 양식으로 작곡된 곡은 중세 이후 끊임없이 발달해왔지만 바흐가 〈푸가의 기법〉을 통해 푸가 양식을 총정리했다 할 수 있다.

원어의 뜻이 '도주逃走'라고 한다. 곡을 들어보면 앞서 도망가는 주제 선율을 모방선율이 끝없이 따라가는 추격전 같다. 음악의 유형과 그 의미가 딱 어울리는 음악용어다.

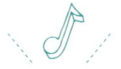

노래할 수 있어야
아름다움을
느낄 수 있다

한국 사람이라면 누구나 "뜸북뜸북 뜸북새 논에서 울고…" 하며 시작하는 동요 〈오빠 생각〉을 불러본 적이 있을 것이다. 놀랍게도 그 노래를 작사한 사람은 당시 열두 살 어린이, 박순애였다. 그녀의 동시가 1925년 방정환이 만든 잡지 〈어린이〉의 동요 가사 부문에 당선되었고, 후에 박태준 선생이 그 가사에 곡을 붙였다. 비슷한 동요가 또 있다.

애국가보다 더 많이 부른다는 "나의 살던 고향은…"으로 시작하는 〈고향의 봄〉이다. 이 노래의 작사가도 열다섯 소년이었다. 박순애의 동시가 당선된 다음 해, 15세 소년 이원수의 〈고향의 봄〉도 같은 잡지에 입선됐다. 이번에는 홍난파 선생이 곡을 붙였다.

전 국민이 사랑하는 그 아름다운 노래의 가사가 열두 살 소녀, 열다섯 살 소년에 의해 지어졌다는 사실은 참 많은 생각을 하게 한다. 어린 두 작사가, 박순애와 이원수는 어른이 된 후 결혼해 부부가 되었다고 한다. 참 아름다운 인연이다.

〈오빠 생각〉이나 〈고향의 봄〉을 듣다 보면 뭔가 아련한 슬픔이 느껴진다. 일제 강점기라는 궁핍한 시대의 슬픔을 아름다운 가사로 표현해서일까. 아이들에게 그 슬픔은, 어른들이 느끼는 고통스럽기만 한 경험이 아니다. 아무리 슬픈 일이라도 아이들에겐 하루만 지나면 더 이상 슬픈 일이 아니게 된다. 유년의 기억은 그래서 하나같이 아련하고 그리운가 보다. 아무리 고통스러웠던 경험도 따뜻하게 기억되니 말이다.

갑자기 둘째아들 녀석의 초등학교 일기장이 생각난다. 당시 일주일에 두 편씩 일기를 써가야 했는데, 둘째는 늘 검사 전날에야 몰아서 쓰곤 했다. 누구나 개학식 전날 이렇게 일기를 써본 경험이 있을 것이다.

일기를 길게 쓰기 싫어했던 둘째는 다른 아이들의 일기와는 비교할 수 없을 정도로 간단히 일기를 썼다. 가끔은 아주 희한한 생각을 시처럼 압축해 표현하곤 했다. 남편과 함께 읽으면서 감탄하기도 하고 꽤 재미있어했던 기억이 있다. 그때 써놓은 시 중에 몇 편을 골라 지금이라도 곡을 붙여볼까 하는 생각도 든다.

아이들은 어른의 언어와 전혀 다른 방식으로 자신의 느낌을 표현한다. 언어의 세계와는 전혀 다른 노래의 세계야말로 아이들의 세계다. 그래서 어른들도 노래할 때만큼은 아이의 표정이 되는 것이다. 노래할 수 있는 아이들이야말로 세상의 아름다움을 제대로 느낄 수 있다. 그러나 안타깝게도 요즘 아이들의 아름다운 노래는 점점 사라져가고 있다.

아이들은 이제 열 살만 되면 모두 아이돌 가수처럼 노래하고 춤을 춘다. 동요를 부르는 또래 친구들을 유치하다며 놀리기도 한다. 느리고 서정적인 노래보다는 빠르고 경쾌한 곡을 좋아한다. 템포가 조금 느려지면 바로 지루한 노래라고 생각한다. 이 아이들의 속마음도 그 정신없는 노래처럼 늘 바쁘고 시끄러운 까닭이다. 자기 마음속에 어떤 느낌이 있는지 관심도 갖기 어려울 정도로 바쁘다. 오늘날 아이들의 생활은 우리가 알고 있는 동요의 서정적인 모습과는 전혀 다르다.

이런 아이들에게 아름다운 동요의 세계를 어떻게 돌려줄 수 있을까 고민했다. 일단 연구원에 오는 아이들에게 시를 써오면 노래로 만들어주겠다고 했다. 자신들이 만든 시가 노래로 만들어진다고 하니, 아이들이 갑자기 큰 흥미를 보였다.

정말 일주일에 한 번씩 예쁜 시를 써온다. 심지어 흥얼흥얼 대충 멜로디를 만들어오기도 한다. 물론 어디선가 들어본 듯한 멜로디가 많다. 그러나 그런들 어떤가. 연구원들은 아이들의 노래를 받아적고, 악보로 만들어준다. 아이들은 오선지에 그려진 음표들이 자기가 지은 노래라며 보고 또 본다.

십여 년 전, 월드비전 어린이 합창단과 함께 뉴질랜드 연주를 갔을 때의 일이다. 오클랜드에서 로토루아로 이동하던 중, 바닷가 절벽이 아름다운 곳에서 잠시 쉴 때였다. 스무 명의 아이들이 절벽 밑을 내려다보고 있어서 나와 인솔교사들은 아이들을 지켜보느라 잔뜩 긴장하고 있었다. 아이들은 탄성을 지르며 멋있다고 흥분했다.

이리저리 고삐 풀린 망아지처럼 뛰어다니던 아이들이 어느 순간 노래를 부르기 시작했다. 한 명이 중얼거리듯 시작하자 기다렸다는 듯 일제히 화음에 맞춰 노래하기 시작한 것이다.

"아름다운 세상과 높고 푸른 저 하늘~" 이런 가사로 시작하는 존 루터 John Rutter의 〈For the beauty of the earth〉라는 노래였다. 한때 광고음악으로도 사용되어 국내에도 많이 알려진 곡이다. 이 곡은 그 당시 우리 합창단의 연주곡 중 하나였다.

아무리 연주곡이었다고 하더라도 아름다운 자연을 마주한 그 순간, 그토록 자연스럽게 합창으로 나오기는 어려운 일이다. 부르는 아이들이나, 그 노래를 듣는 선생님들이나 모두 자연과 하나 되는 듯한 느낌에 감동하며 노래를 불렀다. 사실 이 곡을 반주 없이 부른다는 것은 참 어렵다. 그러나 그야말로 '말로 표현할 수 없는' 대자연의 아름다움 앞에서 아이들은 노래라는 가장 훌륭한 표현 수단을 아주 자연스럽게 찾아냈다.

어른들에게도 물론 그런 욕구가 생길 때가 있다. 그러나 어른들은 그 자연스러운 욕구를 억누른다. 창피하기 때문이다. 아이들에 비해 어른들이 행복하지 않은 이유는 바로 여기 있다. 자연스럽게 내면의 느낌을 표현할 수 없기 때문이다.

아이들은 어른이 되어가면서 그 자연스러운 능력을 잃어간다. 엄마아빠가 은연중에 아이의 그 놀라운 능력을 억압하는 것은 아닌지 모르겠다.

그때 그곳에서 함께 노래했던 아이들이 이제 다 큰 어른이 되었다. 곧 결혼을 앞둔 예비신부도 있고, 군대를 마치고 복학한 늠름한 청년도 있다. 오래전 일이지만 그때 그곳에 있었던 아이들은 아름다운 자연을 볼 때마다 그날의 감동을 기억할 것이다. 바닷가가 보이는 절벽 위에서 친구들과 화음으로 노래하며 아름다움을 공유했던 그 기억은 아무나 경험할 수 없는, 감동 어린 추억이기 때문이다.

성인이 되어서도 노래 부르고 싶을 때가 있다. 사랑에 빠졌을 때다. 이전에는 전혀 들리지 않던 노래가사가 구구절절 내 마음같아 저절로 귀 기울여진다. 이때는 아무리 유치한 유행가 가사도 가슴을 울린다. 사랑할 때는 누구나 노래를 좋아한다. 그리고 자기도 모르게 자꾸 노래를 중얼거린다.

많이 느끼기 때문이다. 내면이 어린아이처럼 풍요롭고 따듯해진다는 이야기다. 최근 노래했던 기억이 있는가? 아니, 들려오는 노래에 멍하니 넋 놓아본 적이라도 있는가? 그런 기억이 전혀 없다면 아무것도 느끼지 못하고 산다는 거다. 살아 있지만 사는 게 아니라는 말이다.

나를 어린 시절의 추억 속으로 이끌어주는 악기가 둘 있다. 하나는 하모니카고 다른 하나는 리코더다. 하모니카는 앞에서 이야기했던 박태준 작곡, 박순애 작사의 〈오빠 생각〉과 참 잘 어울린다.

하모니카의 떨리는 소리를 들어본 사람은 누구나 하모니카가 추억의 악기라는 말에 동의할 것이다. 손을 감싸고 열었다 닫았다 하며 만들어내는 비브라토vibrato는 왠지 참 구슬프게 들린다. 하모니카의 음색이 이렇다 보니, 하모니카로 자주 연주되었던 곡은 훗날 아름다운 추억이 된다.

초등학교 음악시간에 모든 아이들이 배우는 리코더도 추억에 잠기게 하는 소리다. 우리가 어렸을 때 '피리'라고 불렀던 악기다. 우리가 알고 있는 플라스틱 리코더는 교육용으로 만들어진 것이고, 실제 리코더는 나무로 만들어져 무척 아름다운 소리를 낸다. 그리고 크기에 따라 고음역부터 저음역까지 다양한 리코더가 있다.

리코더라는 악기 이름의 유래에 대해서는 여러 가지 설이 있다. 그중 라틴어의 '다시 상기하다'라는 뜻을 가진 '레코르다리recordari'에서 유래했다는 설이 가장 유력하다. 리코더 소리를 들으면 뭔가를 기억하게 된다는 이야기다. 수백 년 전이나 지금이나 리코더 소리에 아름다운 추억이 떠오르게 되는 것은 똑같은 모양이다.

하모니카나 리코더로 아이들과 동요를 노래하고, 엄마가 어릴 때 좋아했던 노래를 들려줄 수 있다면 얼마나 좋을까? 어려운 일이 아니다. 하모니카나 리코더는 누구나 아주 쉽게 배울 수 있기 때문이다. 멜로디만 기억하면 며칠 내에 바로 연주할 수 있다.

사람들에게 무슨 악기를 배우고 싶으냐고 물으면 다들 피아노나 바이올린을 꼽는다. 그러나 피아노나 바이올린으로 내가 원하는 소리를 내려면 정말 인내하며 배워야 한다. 반면 리코더나 하모니카는 참 쉽게 배울 수 있다. 그리고 아이들은 이 악기 소리를 정말 좋아한다.

아이들에게 엄마의 아름다운 기억을 연주해주자. 엄마의 추억은 리코더와 하모니카 소리를 통해 아이들에게 자연스럽게 전달된다. 그 따뜻한 기억이 세대를 이어간다. 문화란 바로 이렇게 전달되는 것이다.

음악과 함께한 아름다운 추억이 많은 아이는 행복하다. 그리고 엄마가 들려주는 음악과 함께한 그 순간을 우리 아이들은 힘들고 어려울 때마다 기억할 것이다. 그리고 고통스러운 순간을 이겨낼 힘을 얻을 것이다.

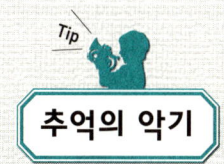

추억의 악기

리코더

독일 베를린 예술대학에는 고음악학부에 블록플뢰테blockflöte(리코더) 전공이 있다. 리코더, 그러니까 피리를 대학에서 전공으로 공부하는 학과가 따로 있다는 사실에 놀라는 한국 사람들이 꽤 있다. 초등학생들이나 연주하는 악기인 줄 알았는데 대학에서 전문으로 배우는 악기라고 하니 신기한 모양이다. 그러나 원전음악 혹은 고古음악을 제대로 하려면 리코더를 잘 알아야 한다.

르네상스(1450~1600년) 시기와 바로크(1600~1750년) 시기에 리코더를 위한 독주곡이 많이 씌었다. 바흐, 헨델, 비발디 등 그 시대 대가들은 모두 리코더로 연주하는 곡을 썼다. 음악학자들의 연구에 따르면 리코더가 현존하는 악기 중 가장 오래된 악기일 것이라고 한다.

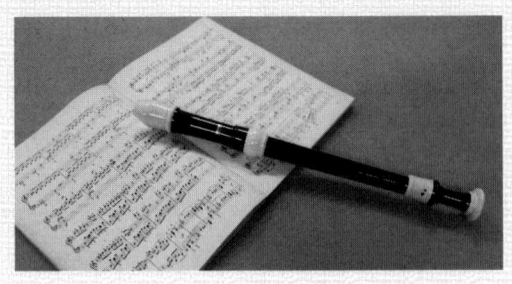

12세기에 그려진 그림을 보면 요즘의 리코더와 거의 같은 구조로 되어 있다. 다른 목관악기들은 이런저런 장치들로 업그레이드시켜왔지만, 리코더는 처음 소리 내던 방식을 수백 년 동안 유지하는 꽤 고집스러운 악기다. 아마도 리코더 소리가 갖고 있는 독특한 매력 때문일 것이다.

연주자 입장에서는 좀 더 화려한 연주가 가능한 악기로 개발되었어야 하지만, 그렇게 되면 리코더 특유의 소리가 변질된다. 바람이 지나가는 듯한 리코더 특유의 소리가 일으키는 묘한 불안감이 우리의 귀와 마음을 붙잡는다.

하모니카

하모니카는 1823년 요한 게오르그 마이젤Johann Georg Meisel이 브라운슈바익Braunschweig 박람회에 처음 소개했다. 그 후 크리스찬 메스너Christian Messner가 트로씽엔Trossingen에서 본격적으로 제품화하기 시작했고, 비엔나의 시계공이었던 마티아스 호너Mattias Hohner도 하모니카를 생산하기 시작했다. 지금도 호너 하모니카는 호흡이 부드럽고 중후한 소리를 내는 것으로 잘 알려져 있다.

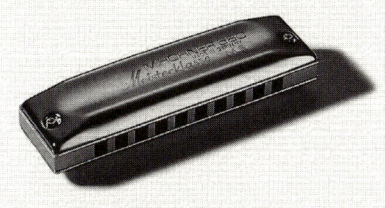

하모니카가 빠른 시간에 널리 알려질 수 있었던 점은 여러 가지가 있다. 우선 가격이 싸고, 사이즈가 작아서 가지고 다니기에 편리하며, 배우기도 쉽다. 많은 사람이 즐겨 연주하는 악기가 될 만한 조건을 모두 갖추고 있다. 그래서 하모니카는 많은 사람들의 추억 속에 함께할 수 있는 것이다.

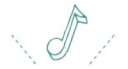

음악은
좋은 것이지만
조심히 다뤄야 한다

악보를 잘 못 보는 남자 단원들이 많은 아마추어 합창단 지휘를 하다 보면 재미있는 일이 많이 있다. 우선 여성단원은 남성단원에 비해 음악에 관심도 많고 학습능력도 뛰어나다. 그리고 음악적으로 조금 부족해도 소프라노 파트에 있으면 대부분 멜로디를 노래하기 때문에 크게 어려움을 겪지 않는다. 반면 남성단원들은 테너나 베이스를 노래해야 하는데 둘 다 그리 만만치 않다. 특히 테너 파트는 음역이 높아 극히 소수만이 노래할 수 있다. 그래서 대부분의 남성은 베이스 파트에서 노래하게 된다. 이 초보 베이스 단원들이 늘 지휘자를 긴장하게 한다.

지휘를 하다 보면 가끔 어디선가 웅얼웅얼하는 멜로디가 들린다. 소프라노 파트를 한 옥타브 낮춰 부르는 베이스 단원이다. 하지만 이들은 자신이 잘못 노래한다는 사실을 전혀 모른다. 베이스 파트 음정을 잘 몰라서 그러는 것이라 생각하고 열심히 파트 연습을 시킨 후, 다시 합창으로 노래하게 하면 다시 멜로디를 옥타브 낮춰 부른다.

이런 초보 베이스 단원들이 가장 좋아하는 부분이 있다. 바로 유니즌unison으로 노래하는 부분이다. 합창곡의 대부분이 각각의 성부로 나뉘어 부르는 것에 반해, 간혹 중간에 모든 파트가 하나의 멜로디를 부르는 부분이 있다. 바로 이 부분을 유니즌이라 한다.

Deutschland, Deutschland über alles,
über alles in der Welt,
Wenn es stets zu Schutz und Trutze
Brüderlich zusammenhält,
Von der Maas bis an die Memel,
Von der Etsch bis an den Belt—
Deutschland, Deutschland über alles,
über alles in der Welt!

독일, 가장 뛰어난 독일

세상에서 가장 뛰어난 독일

독일이 형제 되어 서로 굳게 뭉치면

공격적으로 방어적으로 굳게 뭉치면

마스 강에서 메멜 강까지

에치 강에서 벨트 해협까지

독일, 가장 뛰어난 독일

세상에서 가장 뛰어난 독일!

지금은 더 이상 부르지 않는 독일 국가의 1절 가사다. 1848년 민족주의 시인 팔러슬레벤Fallersleben은 당시 게르만 문화가 퍼져 있는 나라들을 중심으로 통일국가를 이루기 위해 이 가사를 썼다. 그러나 히틀러는 이 노래를, 다른 나라를 침략하는 도구로 삼았다.

제2차 세계대전이 일어났을 때, 독일의 젊은 병사들은 이 국가를 부르며 전쟁을 계속했을 것이다. 노랫말이 이렇게 사람을 세뇌시킬 수도 있다. 생각해보면 참으로 끔찍한 일이다.

전쟁으로 많은 사람이 깊은 고통을 받았고 독일은 결국 패전국이 되었다. 독일 우월주의로 해석되는 이 노래의 가사 때문에 독일에는 한동안 국가가 없었다. 그러다 1952년 독일 민족주의를 찬양하는 1절과 2절은 금지되었고, 요즘은 3절 가사가 국가로 불리고 있다.

독일의 학교는 음악시간에 노래 부르는 수업을 거의 하지 않는다. 한국에서의 내 학창시절을 돌이켜보면 음악시간에 주로 가창 수업을 받았던 기억 탓인지 독일 학교의 음악수업이 어떨지 잘 상상이 안 된다.

오늘날 독일 사람들은 같은 멜로디를 함께 부르는 것을 아주 부담스러워한다. 국가는 물론이고 예술 가곡이나 민요, 동요 등을 함께 부르는 것조차 그리 즐겨하지 않는다.

하나의 멜로디를 다 함께 부르는 것을 '제창'이라 하는데 독일 사람들에게 제창은 제2차 세계대전 당시 국가를 부르던 기억을 되살린다. 그 시절 노래를 부르며 전의를 다지던 모습 때문에 되도록 제창은 피하려고 한다. 요즘 독일에서 제창을 주로 하는 이들은 스킨헤드 같은 극우주의자들이다.

그러나 제창이 꼭 나쁜 것은 아니다. 오히려 독일과는 정반대의 경우도 있다. 18세기 말 파리 군중들은 〈라 마르세이유〉를 함께 부르며 프랑스혁명을 이루었고, 1970~1980년대 한국 대학생들도 함께 노래하며 민주화를 외쳤다. 노래하는 군중은 늘 힘이 있었다.

　함께 노래하는 음악 형식에는 제창과 합창이 있다. 이 둘은 서로 비슷하지만 다르다. 제창과 합창은 둘 다 여러 사람이 함께 노래한다는 공통점을 가지고 있다. 하지만 합창은 여러 성부로 나누어 각자의 파트를 노래하므로 아름다운 화음으로 노래할 수 있는 반면, 유니즌 즉 제창은 모두가 같은 멜로디를 함께 부르는 것을 뜻한다.

　화음으로 노래하는 합창곡에도 유니즌이 중간중간 등장한다. 작곡가가 가사의 내용을 더 강조하고 싶을 때 사용하는 기법이다. 남녀혼성 합창에서의 유니즌은 사실 한 음으로 노래하는 것이 아니고 옥타브 병행으로 노래하는 것이다. 남자와 여자의 음역이 서로 차이가 나기 때문이다.

　이 옥타브 병행 진행은 일반 기악곡에서도 사용되는데 이 또한 독특한 효과가 있다. 전달하고자 하는 느낌이 아주 힘 있게 집중된다.

　예를 들면 베토벤 〈운명 교향곡〉의 유명한 도입부가 바로 그런 효과다. 만약 [빰빰빰 빠~ 빰빰빰 빠~] 하는 도입부를 유니즌으로 하지 않고 화음으로 연주하게 했다면, 지금 우리에게 전해지는 그 강렬한 느낌을 살릴 수 없었을 것이다. 운명이 문을 두드리는 것을 묘사했다고 알려져 있는 이 도입부의 8개 음은 현악 파트 전체와 클라리넷이 옥타브 병행으로 연주하도록 되어 있다.

〈운명 교향곡〉의 8개 음이 멜로디로 들리기보다는 모티브로 인식되어 유니즌 효과를 경험하기에 조금 부족한 듯한 느낌이 든다면, 모차르트의 〈아이네 클라이네 나흐트 뮤직〉 시작 부분을 들어보는 것도 좋다.

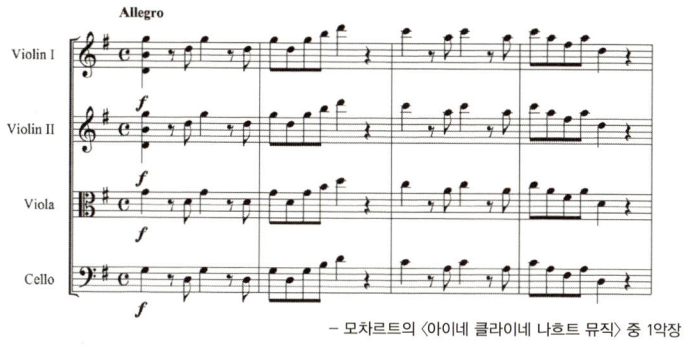

– 모차르트의 〈아이네 클라이네 나흐트 뮤직〉 중 1악장

보통 클래식 감상에 입문할 때 이 두 곡이 항상 포함되는 이유도 바로 유니즌 효과 때문이다. 유니즌으로 노래 부르는 것의 장단점이 이렇듯 명확하니 그 의미와 목적에 맞게 잘 다뤄야 할 일이다.

히틀러처럼 대중을 세뇌하고, 역사에 큰 죄악을 짓는 방향으로 쓰이는 일이 다시는 없어야 한다. 하지만 그렇다고 해서 오늘날 독일에서처럼 함께 노래하는 것 자체를 죄악시하는 일 또한 없어야 할 것이다.

좋은 노래는 함께 많이 불러야 한다. 이왕이면 큰 목소리로 남녀가 함께 옥타브 병행으로 불렀으면 좋겠다. 한 가족이 함께 부르면 아주 훌륭한 유니즌이 된다. 엄마와 아빠의 목소리가 바로 옥타브 병행이 되기 때문이다. 그러면 그 노래가사가 우리 아이들의 마음속에 꼭꼭 새겨져 오래오래 간직될 것이다.

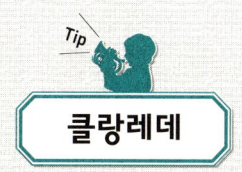

독일어에서의 '클랑klang'은 사실 '음'이라고 해석하기보다는 '울림'이라고 해석하는 것이 더 적합하다. '레데rede'는 동사 '레덴reden'에서 온 말이다. 영어에서 'speech'와 'talk'가 서로 다르듯, 독일어에서는 '말하다'의 의미로 '슈프레헨sprechen'과 '레덴reden'이 있다. 레덴은 슈프레헨에 비해 좀 더 가볍게 이야기할 때 사용하는 단어다. 그러니까 클랑레데klangrede는 '울림이 하는 말' 정도로 해석하는 게 맞다.

음악적으로 클랑레데는 음의 유형이 어떤 특정한 정서를 표현한다는 뜻이다. 바로크 음악에서부터 시작된 음악적 규칙이다. 예를 들어 반 음씩 내려오는 음은 슬픔을 표현하고, 장6도 위로 껑충 뛰어오르는 음(솔-미)은 기쁨을 표현한다는 식의 작곡 원리다. 하지만 이런 감정 표현이 각각의 음이 가지고 있는 원래의 속성 때문인지, 아니면 오래된 전통에 의한 문화적 약속인지에 관해서는 이론이 분분하다.

10년도 더 된 일이다. 단조와 장조에 관한 강의 준비를 위해, 잘 알려진 동요 〈깊은 산골 옹달샘〉을 각각 단조와 장조로 피아노 연주를 하고 있었다. 장조 연주는 본래 곡의 느낌을 살려 [쿵짝짝] 세 박자 반주를 넣어 연주하고, 단조는 좀 더 슬픈 느낌이 나도록 조금 느리게 연주했다. 반주부는 아르페지오arpeggio(화음을 동시에 연주하지 않고 한 음씩 펼쳐서 연주하는 기법으로 '펼침화음'이라고도 한다)로 연주하고 있었다.

그런데 건너방에서 놀고 있던 아들이 갑자기 뛰어와서 큰일이나 난 듯 눈을 동그랗게 뜨고 물었다. "엄마, 토끼가 죽었어요?" 당시 아들은 다섯 살이었다. 유치원에서 아마도 이 노래를 배웠던 모양이다. 노래가사에 토끼가 나오는 걸 알고 있었고, 단조 연주가 슬프게 들린다는 두 가지 사실을 정확히 알고 하는 질문이었다. 이렇듯 아이들은 음이 말하는 클랑레데를 빠르게 익힌다.

아이들의 음악적 노출에 보다 세심한 배려를 해야 하는 이유가 여기에 있다. 엄마가 무의식적으로 들려준 음악을 통해 아이는 참 많은 것을 느끼게 된다. 말로 표현을 못할 뿐이다. 음악 자체가 가지고 있는 이러한 원리 때문에 다른 자극에 비해 음악은 아주 예민하게 사람의 마음에 작용하게 되어 있다. 음악은 분명 좋은 것이지만 조심히 다루어야 하는 이유다.

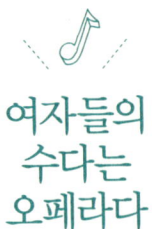

여자들의
수다는
오페라다

 우리 동네 브런치 카페는 아침 일찍 문을 연다. 대부분 10시에 열지만 아침 8시부터 여는 곳도 있다. 아이를 키우는 엄마들의 생활패턴을 정확히 파악한 카페 사장들의 상술이다. 브런치 카페라고 11시나 돼서야 오픈하는 곳은 엄마들이 좋아하지 않는다. 아이를 학교에 보내고 나서 부리나케 나왔다가, 아이가 돌아올 시간이 되면 다시 후다닥 들어가야 하기 때문이다.

 그날, 만나기로 한 친구가 약속 시간에 조금 늦는 바람에 나는 본의 아니게 동네 브런치 카페의 구경꾼이 되었다. 삼삼오오 모여 앉아 모두들 열심히 이야기한다. 주제도 다양하다. 아이들 교육에 관한 이야기도 하고, 재테크에 관한 이야기, 요리 이야기, 연예가

가십 등 대화는 꼬리에 꼬리를 물고 이어진다.

이 많은 주제를 좁은 공간에서, 그것도 다들 잔뜩 흥분해서 말하다 보니 보통 소란스러운 게 아니다. 정작 대화에 같이 섞여 있을 때는 못 느끼지만, 지켜보는 제3자 입장에서는 참 신기한 광경이다. 이 많은 사람이 이렇게 다양한 얘기를 하고 있는데, 어떻게 서로 다 알아듣고 대화를 하는지 놀라울 따름이다.

그 순간 영화 〈아마데우스〉의 한 장면이 떠올랐다.

"이건 단지 코미디예요. 전 정치를 싫어합니다. 그런 요소도 다 뺐어요. 단지 사랑에 관한 희극일 뿐입니다. 들어보면 열광하게 될 겁니다. 2막을 예로 들어볼까요? 부부가 2중창으로 싸웁니다. 갑자기 하녀가 끼어들어 2중창은 3중창이 되죠. 재미있죠?"

모차르트가 왕의 생각을 물어보자 왕은 계속 이야기하라고 한다. "그때 시종이 끼어들면서 4중창이 되고, 정원사가 나타나 5중창이 되고…. 얼마나 계속될 것 같습니까?"

왕이 황당하다는 표정으로 고심 끝에 "5분쯤"이라고 대답하자 모차르트는 의기양양하게 말을 잇는다.

"20분이나 계속됩니다. 연극에서 스무 명이 떠들어대면 한마디도 알아들을 수 없겠지만, 음악이 있는 오페라에서는 스무 명이 완벽한 하모니를 이루죠. 오페라만이 할 수 있는 일이라고요."

모차르트가 황제 요제프 2세에게 자신의 오페라 〈피가로의 결혼〉에 대해 설명하는 장면이다. 원작 〈피가로의 결혼〉은 프랑스 극작가 보마르셰가 1784년 발표한 작품이다. 기존 군주제에 대한 부정적 시각과 계급을 부정하는 내용이 있어 황제 요제프 2세가 금지령을 내린 작품이었다.

모차르트가 이러한 작품에 곡을 쓰고 있다는 사실을 우연히 알게 된 살리에리는 궁정관료들에게 알렸고, 그 바람에 모차르트는 황제에게 추궁을 당하게 된 것이다. 아무리 영화라고는 하지만 그런 상황에서 자신의 음악에 대해 소신껏 이야기하는 모차르트의 태도가 참 멋있다.

부부의 2중창에서 스무 명의 노래까지 전개되는 그 20여 분을 우리가 정말 다 알아들을 수 있을까? 사실 한 사람 한 사람이 무대 위에서 하는 이야기를 다 알아듣는 것은 어려운 일이다. 그러나 음악이 있어 서로의 이야기가 엉키지 않고 번갈아 노래하니, 전체가 하나의 하모니로 들려온다. 음악을 통해 서로 방해하지 않는 선에서 서로의 이야기를 하니, 무대 위의 이야기가 자연스럽게 이해되는 것이다.

그날 아침, 브런치 카페에서의 소란스러운 수다와 〈피가로의 결혼〉의 바로 이 장면이 오버랩되었다. 하지만 여자들의 수다는 노래가 아니다. 그런데 어떻게 서로 방해하지 않는 선에서 하모니를 이룰 수 있을까? 만약 여자들만의 수다가 아니라 남자들도 있었다면 상황은 어떻게 되었을까? 이런 생각들이 꼬리에 꼬리를 물고 떠오른다.

엄마들의 수다에는 독창도 있고 합창도 있다. 대화하면서 서로 끊임없이 감탄이 나오고, 맞장구를 치기 때문이다. 혼자가 아니라 듣는 이와 함께 공감하기 때문에 여자의 수다는 단순한 메시지 전달이 아닌 것이다.

함께 온 친구들만 공감하는 게 아니다. 공유할 만한 주제가 나오면, 옆 테이블의 대화에도 거리낌 없이 끼어들며 공감을 표시한다. 비밀이 많아 옆 사람이 내 이야기를 듣는 것이 부담스러운 사람들은 그런 공간에서 절대 수다 떨지 않는다. 시계를 보고 있지 않아도 아이 유치원 버스가 올 시간을 놓칠 염려도 없다. 어차피 옆 테이블의 성격 급한 엄마가 먼저 일어나줄 테니 말이다.

이러한 공감과 감탄이 담긴 수다의 힘으로 여자가 더 오래 사는 것이라고 나는 생각한다.

아이를 키우다 보면 아이가 말 많은 것이 부담스러울 때가 있다. 하루 종일 옆에 붙어 쨱쨱쨱쨱 떠든다. 아이가 쉬지 않고 이야기하는 건 좋은 일이다. 그만큼 생각이 많다는 뜻이기 때문이다.

어린아이들은 자기가 생각하는 것을 모두 말로 표현하며 그 생각을 이어간다. 그래서 아이의 이야기 중에는 엄마에게 하는 말도 있고, 자기 자신과 하는 대화도 있다. 따라서 엄마의 귀는 늘 열려 있어야 한다. 어느 순간에 공감해줘야 하는지, 어느 순간에 혼자 말하도록 두어야 하는지 끊임없이 잘 살펴보아야 하기 때문이다.

아이가 여럿인 집의 저녁 식탁은 무척 소란스럽다. 아이들이 서로 자기 말을 들어달라고 경쟁하기 때문이다. 이런 식탁에서의 엄마는 아이들 이야기를 별 관심 없이 듣고 있는 것처럼 보이기 쉽다. 거기다 엄마는 다른 일도 병행한다. 식탁에 부족한 것들을 챙기고 막내에게 밥을 떠먹이기도 한다. 이런 멀티태스킹이 안 되는 사람에게 엄마 노릇은 너무너무 힘들다. 다행히 대부분의 엄마는 아이가 자라는 것에 맞춰 이런 능력이 저절로 생겨난다. 매일 혹독한 훈련을 받기 때문이다.

일상의 멀티태스킹 훈련에 참여하지 않았던 아빠는 이런 상황에 적응하기 어렵다. 직장 일로 늦게 귀가한 아빠가 오랜만에 함께하는 저녁 식탁은 더욱 소란스럽다. 아이들이 아빠의 존재로 인해 흥분하기 때문이다.

하지만 사실 그 순간의 아빠는 그다지 행복하지 않다. 말이 많은 아이도 불편하고, 자신의 말을 성의 없이 듣는 듯한 아내도 못마땅하다. 그저 어서 먹고 그 자리를 벗어나고 싶을 뿐이다.

아침 브런치 카페에는 이런 남자들이 있을 자리가 없다. 어쩌다 오전에 시간이 있는 남편이 아내와의 우아한 브런치를 위해 이런 곳에 간다면 이 또한 매우 불편할 것이다. 빠른 시간에 식사를 마치고 그 자리를 벗어나고 싶어질 것이다. 이렇게 소란스러운 브런치 카페가 장사 잘되는 이유도 이해하기 힘들다.

남자들에게는 동시에 여러 사람의 이야기를 듣는 능력이 없다. 그런 훈련을 받을 기회도 없다. 또 여러 사람이 함께 대화하는 가운데, 자신도 어울려 말하고 싶지도 않다.

남자는 자신이 뭔가 이야기할 때, 다른 사람은 반드시 내 말에 귀를 기울여야 한다고 생각한다. 내가 말하고 있는데 동시에 누군가 이야기하는 것은 무례할 뿐 아니라, 자신에 대한 도전이라 받아들인다.

그러나 엄마는 여러 사람이 한꺼번에 하는 이야기도 잘 알아듣는다. 그중에 잘 기억해야 할 이야기와 덜 중요한 이야기도 잘 구별한다.

오페라는 여자들의 수다와 그 형식이 동일하다. 모차르트 오페라에서 스무 명이 동시에 노래를 부르지만, 모두 관객에게 전달된다. 노래의 순서가 정해져 있지 않은 듯 보이지만, 그 안에 질서가 있어 물 흐르듯 잘 흘러간다. 엄마들의 수다도 마찬가지다. 이야기의 순서가 뒤엉켜 있어 대체 누가 무슨 이야기를 하는지도 모를 때가 있지만 서로 잘 이해한다.

오페라는 여자들의 수다와 그 내용도 닮아 있다. 화장품 이야기에서 연예인 이야기로, 남편 욕에서 은근한 자식 자랑까지, 주제도 획획 날라다닌다. 질투와 욕심, 그러나 순수한 사랑도 빠지면 안 된다.

기승전결 없이 정신없이 나누던 이야기도 자리에서 일어날 때가 되면 모두 잘 정리되어 있다. 미처 마무리가 안 된 이야기는 나중에 카톡으로 하면 된다. 이렇게 엄마들의 삶은 오페라 무대처럼 정신없이 노래하고 소리치며 흘러가지만, 어느 순간 모두 제자리에 잘 자리 잡는다. 오늘도 또 하나의 오페라가 시작된다.

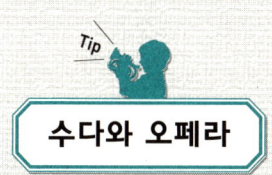

수다와 오페라

여자들의 수다가 오페라와 얼마나 닮았는지 알아보기 위해 오페라에 포함돼 있는 음악 양식들과 그 특징을 알아본다.

서곡

오케스트라만 연주한다. 두 시간 이상 계속될 오페라의 주요 부분들이 짜깁기되어 이어진다. 한 곡, 한 곡 주옥같은 아리아들을 이렇듯 잘라놓으면 손상이 될 것 같지만 그렇지 않다. 다음 곡으로의 변환과 전개가 완벽하게 연결되어 있다. 바빠서 미처 보지 못한 주말 드라마를 아이 친구 엄마한테 전해 듣는 것처럼 빠진 데가 없다. 한 시간짜리 2회분을 뚝 잘라 5분 만에 들려줘도 전후 연결에 전혀 손색이 없듯이 서곡이 오페라 전체를 한번 훑어준다.

레치타티보

우리말로 '서창'이라 하며, 말하듯이 노래하는 것을 뜻한다. 그러니까 노래도 아니고 말도 아닌 그런 형태다. 레시타티보recitativo는 전체 이야기의 흐름을 신속하게 전개할 때 주로 사용된다. 오페라에서는 주로 대화나 독백을 한다. 여자들의 수다에서도 내용이 좀 많지만 뺄 수도 없고 중요한 장면을 설명하기 위해 꼭 이야기해야 하는 경우가 있다. 그럴 때는 속도를 좀 낸다. 이 상황에서는 맞장구쳐주는 게 반갑지 않다. 잠자코 들어주길 바란다.

아리아

레치타티보가 끝나고 나면 드디어 아름다운 노래 아리아aria가 나온다. 슬픈 이야기는 얼마나 슬픈지 절절히 느끼게 해주고, 기쁨의 순간은 모두가 함께 기뻐해줄 수 있는 노래를 부른다. 레치타티보로 준비시켜놓은 바로 그 감정을 최고조에 달하게 해주는 효과를 바로 이 아리아가 맡는다.

모두가 공감할 수 있을 때까지 몇 번이고 반복해도 좋다. 그래서 아리아의 가사는 반복이 많다. 유독 이야기를 재미있게 하는 여자는 바로 이 순간을 잘 살린다. 반복을 해도 지루하지 않다. 점점 더 공감하게 되고 고개가 끄덕여지게 만든다. 까다로운 청중 매너를 요구하는 오페라 극장에서도 아리아를 멋지게 부른 가수에게는 그 즉시 박수갈채를 보낸다. 우리를 충분히 감동시켰기 때문이다.

합창

오페라에서 합창이 등장하는 장면은 정말 극적인 장면이다. 여러 사람의 목소리를 합해야 하는 순간이다. 여자들이 수다 중에 갑자기 한목소리를 모으면 그건 정말 무섭다. 이렇게 단결된 여자들은 무슨 일이든 할 것만 같다. 특히 아이들 일이라면 못할 일이 없다. 오페라 합창처럼 힘 있고 극적이다.

🎵 많은 아이가 초등학교 3학년즈음 고민에 빠진다. 아니 엄마들이 고민에 빠진다.
"우리 아이는 음악성이 없는 것 같아요. 음악 말고 아이가 잘하는 걸 찾아줘야 할 것 같아요."
아이가 재미있어하지 않는 원인이 음악성이 없어서라고 제발 단정 짓지 말았으면 좋겠다.
친구들이 더 이상 음악학원에 오지 않기 때문에 재미가 없어졌을 수도 있다.
집에서 연습 안 한다고 잔소리하는 엄마가 미워졌을 수도 있다.

Part 03
엄마들이 가장 많이 하는 질문

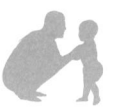

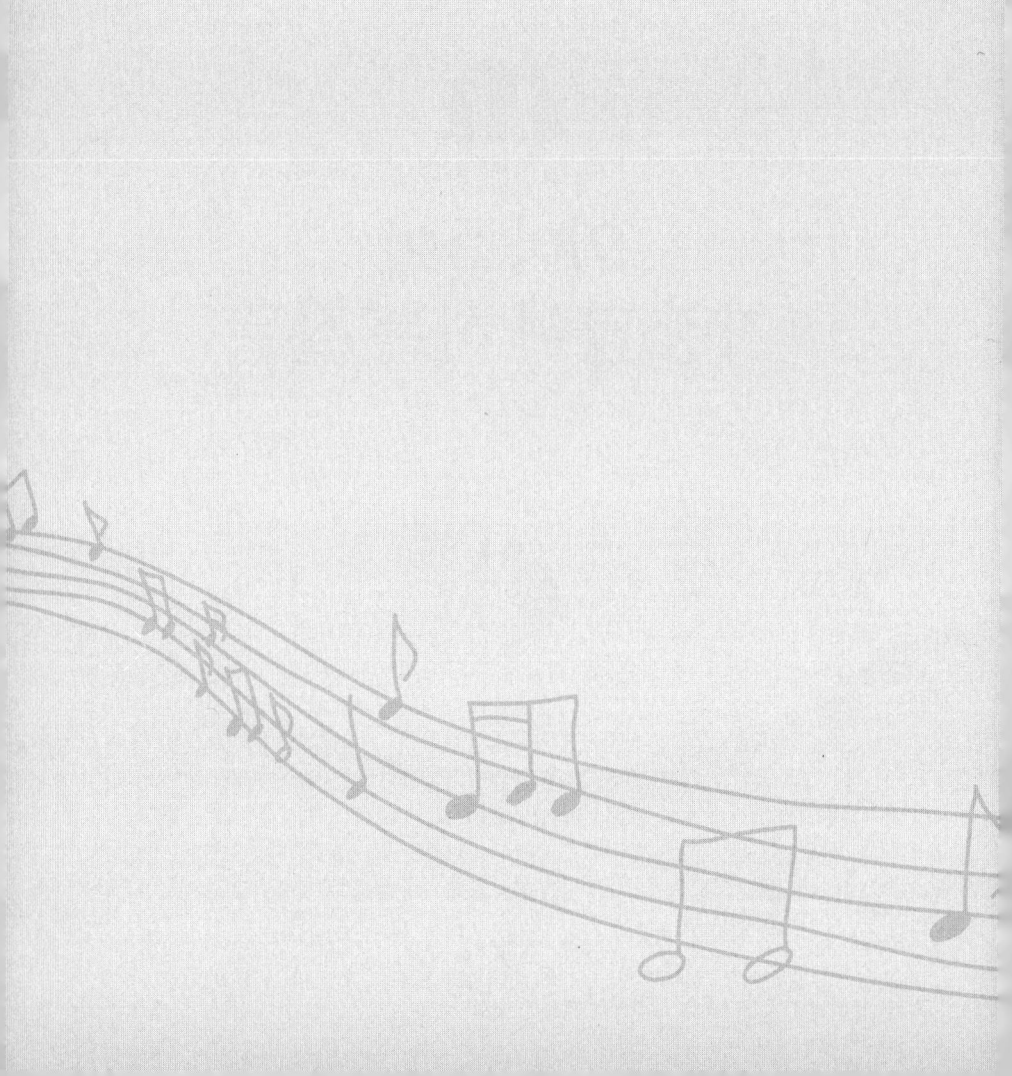

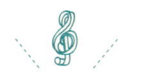

음악교육은 언제부터 시작하면 좋을까요?

"지금! 바로 당장!"

엄마들이 "음악교육은 언제부터 시작하면 좋을까요?"라고 하는 질문은 사실 "언제부터 음악학원에 보낼까요?" 또는 "언제부터 레슨 선생님을 오시라고 할까요?"일 것이다. 질문이 실제 이런 뜻이었다면, 답도 물론 달라져야 한다.

하나씩 차츰 풀어보자. 우선 위의 질문에서 '음악교육'이라는 표현을 나는 별로 좋아하지 않는다. 음악은 가르치고 배우는 것이기보다는 함께 나누고 즐기는 대상이어야 하기 때문이다.

그래서 나는 '음악활동'이라고 한다. 엄마가 아이와 함께하는 음악활동, 선생님이 아이와 함께하는 음악활동, 아이들끼리 이루어지는 음악활동이 필요하다. 엄마와 아이의 음악활동은 앞에서 여러 번 강조했듯 엄마 배 속에서부터 시작된다. 그러니까 음악활동은 지금 당장 시작해야 한다. 그동안 너무 음악적 자극에 소홀했다고 미리 자포자기할 필요는 없다. 오늘부터 시작하면 된다.

그럼 우리가 흔히 표현하는 '음악교육'은 언제부터 하는 것이 좋을까? 여기서 음악교육은 성악교육, 기악교육, 독보讀譜교육으로 세분화해서 생각해야 한다.

우선 성악교육은 아이들이 어느 정도 많은 노래를 알고 부를 수 있게 됐을 때가 적당하다. 이미 알고 있는 노래를 좀 더 음악적으로 표현하기 위해 발성을 배우는 것이 성악교육의 핵심이기 때문이다. 7~8세 정도부터 시작하는 것이 이상적이다.

사실 이러한 발성법을 배우는 과정에서 아이는 '노래 부르기'가 그저 즐겁기만 한 것이 아니라, 노력을 필요로 한다는 것을 깨닫게 된다. 그렇기 때문에 성악교육은 조심스럽게 시작해야 한다. 아이가 노래를 좀 더 잘 부르고 싶다는 동기부여가 확실할 때 하는 것이 바람직하다. 그래야 노력을 계속할 수 있기 때문이다. 모든 교육이 그렇듯, 아이 스스로 하려는 동기 없이 타인의 기대나 욕심에 의해 지속되는 교육은 언제가는 무너지게 되어 있다.

기악교육은 악기의 특성과 아이의 관심에 따라 달라진다. 이 내용은 악기연주에 관한 질문에서 좀 더 자세히 다루겠다.

마지막으로 악보 읽는 법을 배우는 독보교육은 한글을 자유자재로 읽고 쓸 수 있는 초등학교 입학즈음부터 시작하는 것이 좋다. 물론 본격적인 교육에 들어가기에 앞서 놀이처럼 악보를 아이에게 자주 노출해준다면 학습 속도가 빨라진다. 이 또한 아이가 악보를 읽고 싶어 할 때 시키는 것이 바람직하다. 예를 들어 유치원에서 배운 노래를 집에 가서 부르고 싶다며 악보를 달라고 하는 아이들이 있다. 이런 아이들은 독보교육을 시작할 준비가 되어 있다고 할 수 있다.

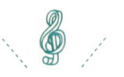

음악성
측정 방법이 있나요?

물론 있다. 그러나 이런 질문을 하는 엄마들에게 나는 반드시 되묻는다. 음악성을 측정하고 싶은 이유가 뭐냐고. 대답은 항상 같다. 아이가 음악성이 있으면 음악교육을 시키고, 그렇지 않다면 굳이 할 필요가 없기 때문이란다.

우선 어떤 능력을 수치화하는 검사들에 대해 한번 생각해보자. 예전에는 IQ 검사를 많이 했다. IQ 수치로 '우리 아이는 천재구나' '우리 애는 공부 잘하기는 틀렸다' 하는 생각을 했다. 하지만 IQ와 성적은 비례하지 않는 경우가 많고, 이를 설명하기 위해 아이의 정서적 상태나 성격이 영향을 미친다는 설명도 있다. 이도 그럴듯해 보인다.

하지만 이는 어디까지나 결과론적으로 표본집단을 관찰한 결과일 뿐, 같은 조건하에서 얼마든지 다른 양상이 나타날 수 있다. 하버드 대학의 하워드 가드너 교수는 지능이란 아주 다양해서 IQ만 있는 것이 아니라고 주장하기도 한다.

그렇다면 음악성 측정은 의미가 있을까? 일반적인 측정 방법을 통해 어느 정도의 음악성은 측정이 가능하다. 예를 들어 음의 높이를 구별할 수 있는가, 음을 듣고 따라 하는 음의 기억력이 있는가, 두 개의 화음을 듣고 같은 화음인지 다른 화음인지 맞출 수 있는가 등을 간단히 테스트해서 어느 정도까지는 가늠할 수 있다.

그러나 음악성을 타고났느냐 아니냐 하는 것만큼이나 중요한 부분이 얼마나 적절한 시기에 음악적 자극을 주었느냐 하는 것이다. 음악적 자극의 적절성에 따라 음악성은 차이가 난다. 그러니까 측정 결과, 음악성이 부족하다고 실망할 필요는 없다. 다양한 음악적 자극에 노출되는 것이 더 중요하다.

음악성이라는 개념에는 통합적인 '음악적 재능' 또는 전체적인 '음악적 능력'을 뜻하는 무직베가붕musikbegabung과 '작은 의미의 음악성'을 뜻하는 무지칼리테트musikalitaet, 이 두 가지 의미가 모두 포함되어 있다.

음악에 '베가붕', 그러니까 통합적인 음악적 재능이 있는 아이가 음악을 전공하기에 적합하다 할 수 있다. 하지만 베가붕은 없어도 무지칼리테트가 있는 아이일 수도 있다. 이 경우, 이 아이가 가지고 있는 그 특별한 능력을 발견하도록 해줘야 한다. 때에 따라서는 이 특별한 무지칼리테트로 세상을 놀라게 할 수도 있기 때문이다.

여러 음악학자들에 의해 음악성에 대한 연구는 끊임없이 계속되고 있다. 고든Gordon은 음악적 재능의 기본 영역을 7개로 나누고, 각 영역에 속하는 음악적 재능의 유형을 다시 20개로 세분화했다. 이렇게 다양한 영역을 평가하다 보면, 어느 영역에서 음악성이 있다고 해서 다른 영역에서도 반드시 좋다고 할 수는 없다. 20개 영역에서 모두 좋은 평가를 받는 아이도 없고, 모든 영역에서 나쁘게 평가받는 아이도 없을 것이다.

모든 인간은 음악을 사랑하고 누릴 권리가 있다. 이런저런 평가에 휘둘릴 일이 아니다. 다시 한번 강조하지만, 음악을 전공으로 하는 것과 상관없이 자신이 가진 음악성을 찾는 것은 행복한 삶을 위해 가장 중요한 일이다.

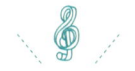

음악성을
키우는 방법이 있나요?

이 책에서 권하는 것들은 모두 음악성을 키우는 구체적인 방법이다. 엄마들이 구체적으로 실천할 수 있는 내용을 다음 페이지에 보기 쉽게 도표로 정리했다.

음악적 노출의 양이 음악성 발달에 가장 큰 영향을 미치는 것은 당연하다. 하지만 아무리 좋은 것도 과하면 부작용이 있기 마련이다. 방법이 잘못되었을 경우에도 부작용이 있다. 이에 관해서는 1부에서 이미 상세히 설명했다.

아이의 상태를 체크하면서, 아이가 원하는 음악적 노출이 세심하게 제공된다면 아이의 음악성은 자연히 발달할 것이다.

나이	엄마	음악감상	음악활동	기악교육
태아기	노래 불러주기	엄마가 원할 때		
1~6개월	노래 불러주기	15분씩 2회	음악에 맞춰 마사지해주기	
7~12개월	노래 불러주기	15분씩 3~4회	음악에 맞춰 체조시켜주기	
1~2세	노래 불러주기	아이가 원할 때	음악에 맞춰 걸음마하기	
3~5세	함께 노래 부르기	아이가 원할 때	자유 리듬놀이	악기를 놀이처럼 접하기
6세	함께 노래 부르기	아이가 원할 때	고무줄놀이	악기교육 시작
학령기	스스로 노래 부르기	아이가 원할 때	고무줄놀이	악기교육

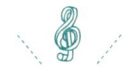

좋은 음악 선생님을
어떻게 찾나요?

무엇을 배우든 가장 중요한 것은 교사다. 아무리 좋은 프로그램이라도 교사의 자질이 부족하면 아무 소용이 없다. 좋은 선생님을 만나야 한다는 건 엄마들이 누구보다 잘 알 것이다.

음악교육에도 좋은 선생님 찾기가 가장 중요하다. 음악교사의 선택에서 자칫 범하기 쉬운 실수가 교사의 연주 실력이다. 본인이 연주를 잘한다고 좋은 교사가 되는 것은 아니다. 하지만 교사 스스로 연주할 수 없는 곡을 가르친다면 이것 또한 문제가 될 수 있다.

일단 교사의 연주 실력은 아이가 배우는 곡을 멋지게 들려줄 수 있는 정도의 실력이면 충분하다. 그러나 교사의 연주 실력보다 중요한 것이 교사의 자질이다. 아이의 마음을 잘 읽고 이를 조율할 수 있는 능력이 필요하다.

지금껏 아이와 엄마의 상호작용을 강조했듯, 아이가 음악을 배우기 위해 선생님을 만난다면 아이와 선생님 사이의 상호작용이 그 무엇보다 중요하다. 음악학습 과정에서 아이의 동기부여는 대부분 선생님의 능력에 좌우된다.

선생님의 능력과 실력 다음으로 중요한 것은 교습 방법이다. 어려운 부분은 무조건 반복 연습을 통해 익힐 수 있다고 주장하는 것은 옳지 않다. 선생님은 아이의 능력과 상황에 맞는 교습법을 제안할 수 있어야 한다. 안 되는 이유가 무엇인지 정확히 파악하고, 그에 맞는 대안을 제시할 수 있어야 한다.

피아노를 예로 들면, 피아노 연주에서 항상 문제가 되는 테크닉은 약지와 새끼손가락의 힘이다. 이럴 때는 약한 손가락의 힘을 길러줄 수 있는 대안이 필요하다(이에 관해서는 281쪽에서 상세히 다룰 것이다). 어린아이가 한 시간 이상 피아노 앞에 앉아 연습하는 교습법은 피아노에 대한 흥미를 **뺏**을 뿐이다. 아이가 흥미를 잃지 않고 몰입할 수 있게 하는 재미있는 학습법이 필요하다.

아이들은 선생님에게서 많은 것을 배우지만 그에 못지않게 또래에게도 많은 것을 배운다. 그렇기에 개인수업과 그룹수업을 병행해서 진행하는 음악학원이 좋다. 예를 들면 피아노 레슨도 연탄곡과 같은 앙상블 연주를 한다든지, 여러 명이 함께 수업할 수 있는 리듬수업이나 이론수업을 그룹으로 진행하면 아이들은 더 재미있어한다.

좋은 선생님을 찾는 기준

1. 아이와 상호작용이 잘되는 교사
2. 다양한 교습법을 갖고 있는 교사
3. 가르치는 곡의 연주를 들려줄 수 있는 실력이 있는 교사
4. 개인수업과 그룹수업이 병행해서 이루어지는 곳

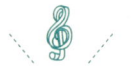

음악을 전공시키려면 언제쯤 결정하는 것이 좋을까요?

최대한 늦게 결정하면 좋다. 중3 정도가 적당하다. 이렇게 말하면 다들 놀란다.

대한민국 거의 모든 아이는 음악을 한다. 그중 많은 아이가 초등학교 3학년즈음 고민에 빠진다. 아니 엄마들이 고민에 빠진다. 그 엄마들은 다 이렇게 말한다. "우리 아이는 음악성이 없는 것 같아요. 그래서 이제 음악교육은 그만하고 아이가 잘하는 걸 찾아줘야 할 것 같아요."

그동안 아이에게 어떤 음악적 접근을 했는지 물으면 대부분 비슷하다. 유아기에는 유리드믹스 교육에 입각한 놀이식 음악교육도 시켰고, 6세부터 피아노도 가르쳤는데 진도도 느릴뿐더러 아이가 재미있어하지도 않고, 잘 못한다고 대답한다. 그게 다 아이가 음악성이 없기 때문인 것 같다며 단정적으로 결론까지 내린다.

아이가 음악성이 없다는 걸 어떻게 아느냐고 물으면 "어려서는 음악을 좋아했는데 요즘은 별로 좋아하지 않는다"고 대답한다. 그러면서 "재능이 있으면 좋아하지 않겠느냐"고 오히려 반문해온다.

아이가 재미있어하지 않는 원인이 음악성이 없어서라고 제발 단정 짓지 말았으면 좋겠다. 친구들이 더 이상 음악학원에 오지 않기 때문에 재미가 없어졌을 수도 있다. 선생님이 무서워서 그럴 수도 있다. 집에서 연습 안 한다고 잔소리하는 엄마가 미워졌을 수도 있다.

이런 고비를 잘 넘겼다고 해도, 중학교 진학을 앞두고 아이나 부모는 또 한 번 고민에 빠진다. 진짜 음악을 전공할 것이 아니라면 이제 과감하게 그만둬야 한다고 생각하는 경우가 많다. 이런 이유로 대부분의 학생은 초등학교 5~6학년경에 음악전공 여부를 결정한다. 이렇듯 음악전공의 결정 과정을 보면 외적 환경에 의해 결정되는 경우가 대부분이다.

아이들은 사춘기가 되면 몸도 마음도 '폭풍성장'을 한다. 이 시기가 지나고 나면 그동안의 모든 생활이 질적으로 달라지게 된다. 피아노 건반을 두드리는 손가락이 갑자기 커지고, 변성기가 오며,

감수성도 예민해진다. 어떤 변화는 음악을 하기에 좋은 것으로 다가오고, 어떤 변화는 방해가 된다.

그래서 나는 이 시기를 주의 깊게 지나보면서 음악전공 여부를 결정하는 것이 좋다고 생각한다. 물론 이 시기까지 꾸준히 음악교육을 받는 것을 전제로 한다.

중학교 3학년즈음 전공 여부를 결정한다고 하면 너무 늦은 거라고 말하는 사람들이 많다. 물론 5~6세부터 작정하고 달려온 아이들과는 경쟁이 안 된다. 대입에서 많이 불리할 수 있다.

하지만 음악을 한다는 것은 음악인으로서의 삶을 살겠다는 결정이다. 우리 아이들은 100살을 넘겨서 살 수도 있다. 평생을 위한 결정을 불과 5~6세에 하겠다는 것은 아무리 생각해도 잘못된 생각이다.

지금의 유명 음악가들은 평균 수명 50~60세의 기준에 따라 음악교육을 받은 사람들이다. 그들을 모델로 우리 아이들의 미래를 결정해서는 안 된다. 평균 수명 100세의 아이들을 평균 수명 50~60세의 기준으로 교육하지 말자. 지극히 당연하고, 너무나 중요한 이야기다. 그런데 왜 이 생각을 아무도 진지하게 하지 않는지 참 이상하다.

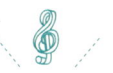

우리 아이는
취미로 음악을 배우는데,
언제까지 하면 좋을까요?

"평생!"

사실 이 질문을 하는 엄마들의 속내는 분명하다. 우리 아이는 음악을 전공으로 할 것도 아니니, 대충 배우고 그만두겠다는 뜻이다.

"음악이나 미술 같은 예체능 교육은 초등학교 저학년 때 마스터해야 한다!" 초등학교 저학년 엄마들이 많이 하는 말이다. 그 마음이 어떤 마음인지, 이 말이 도대체 무슨 뜻인지 누구보다 잘 안다.

초등학교 고학년이 되면 주요 과목을 공부하기에도 시간이 부족하다는 뜻이다. 그렇다고 악기도 하나 다룰 줄 모르고, 수영도 못하는 아이로 키울 수는 없다. 그래서 아이가 초등학교 입학을 앞두면 엄마들의 마음이 갑자기 바빠지는 것이다.

학교생활에 잘 적응하기 위해 신경 써야 할 것도 많은데, 그 와중에 또 이런 소리들도 들린다. "초등학교 1학년 때는 그림 잘 그리는 아이와 노래 잘 부르는 아이가 선생님과 다른 아이들한테 인정받는다." 그러다 보니 대부분 6~7세쯤 미술교육과 음악교육이 시작된다.

하지만 엄마들은 자녀가 음악이나 미술을 계속 배워서 대학의 전공으로 삼는 것은 무리라고 생각한다. 대입 경쟁률이 워낙 센 데다가, 교육비가 만만치 않게 든다는 것을 잘 알고 있기 때문이다. 그래서 대부분 음악은 취미로 하는 걸로 많이들 생각한다.

그러다 보니 '취미로만 할 건데 언제까지 배우면 될까요?' 같은 질문을 하게 되는 것이다. 아무리 취미로 배우더라도 이왕 시작했으면 웬만한 곡은 어느 정도 자유자재로 연주가 가능할 때까지 해야 한다.

우리나라 거의 모든 아이들은 어려서 피아노 학원에 다닌다. 참 놀라운 일이다. 하지만 성인이 되면 대부분 피아노를 제대로 다루지 못한다. 이 또한 놀라운 일이다. 배우고도 제대로 유지하고 활용하지 못하는 사람이 많다.

이런 일이 생기지 않으려면 적어도 3~4년 정도는 제대로 배워야 한다. 띄엄띄엄 하다말다 하지 않고, 열심히 연습도 병행하면서 꾸준히 배워야 한다. 엄마들 목표대로 고학년에는 공부에 집중하려면, 7세부터 초등 3학년까지 한 4년 동안은 꾸준히 배워야 한다.

문제는 이 시기 아이들의 신체나 인지능력에 한계가 있다는 사실이다. 다룰 수 있는 음악도 제한되어 있고 이해할 수 있는 수준에도 한계가 있어, 음악의 지극히 일부분만 이해할 수 있다.

초등학교 저학년에 한 4년 정도 집중적으로 음악교육을 받고, 그 후에도 틈날 때마다 음악교육을 받는 것이 이상적이라 하겠다. 평생 흥미를 가지고, 집중해서 배울 수 있는 음악이 있다는 것은 아주 행복한 일이다.

행복을 연구하는 학자들에 따르면 인생을 가장 재미있게 사는 일은 평생 공부하는 일이라고 한다. 집중적으로 관심을 가지고 평생 공부를 지속할 수 있는 음악이 있다는 것은 아이의 행복을 위해 너무나 중요한 일이다.

결론적으로, 악기가 익숙해지기까지 집중 학습이 필요한 시간은 3~4년이지만, 이후로도 꾸준히 연습하고 배워야 한다. 아이의 학습 의욕이 지속되도록 엄마나 선생님도 세심하게 배려해야 한다. 음악을 배우는 일은 단순히 학원에 가고 안 가고의 문제가 아니라는 말이다.

엄마가 음치인데
노래를
불러줘도 될까요?

"불러줘도 되는 게 아니고 불러줘야 합니다!"

1부에서 강조했듯 아이는 단순히 엄마의 노래만 듣는 것이 아니다. 엄마의 느낌과 기분을 듣는 것이다. 엄마의 목소리, 음정, 가사 이런 것을 듣고 엄마의 실력을 평가하는 게 아니다. 그러니까 음치냐 아니냐는 전혀 중요한 게 아니라는 이야기다.

일단 '음치音痴'에 대해 좀 알아볼 필요가 있다. 음치란 음의 높낮이를 구별하는 능력이 없는 것을 뜻한다. 하지만 우리가 흔히 말하는 음치는 노래를 부를 때 불안한 음정을 내는 것을 말한다.

만약 음의 높낮이 구별이 어려운 정도의 음치라면 좀 심각하다.

이는 노래를 잘하고 못하고의 문제가 아니라 청력과 밀접한 연관이 있기 때문이다. 이것은 음악성의 문제라기보다는 의료적 처치가 필요한 건강의 문제. 심각한 청력의 문제를 제외하고, 흔히 노래 부를 때 음치라고 하는 경우에는 몇 가지 유형이 있다.

우선 발성이 불안정한 경우다. 이런 사람은 내보내는 호흡을 조금씩 규칙적으로 뱉는 훈련이 안 되어 있는 것이다. 이 경우는 약간의 호흡 훈련만 해도 금방 좋아진다.

음과 음 사이를 이동할 때 끌면서 sliding 중간음을 내는 경우도 흔히들 음치라고 한다. 정확한 음정으로 노래할 자신이 없다 보니 생긴 습관이다. 이 역시 정확한 음정을 내는 발성 연습을 하고 약간의 호흡 훈련만 해도 좋아진다.

음정이 조금만 높아져도 더 이상 올라가지 않는 경우도 있다. 어른이지만 아직도 진성(생소리)으로만 노래할 때, 이런 문제가 많이 생긴다. 그러나 이 역시 발성법에 따라 소리 내는 방법을 배우면 아주 간단히 달라진다.

음치의 대부분은 다른 사람이 맞게 부르는 음정과 본인의 불안한 음정의 차이를 구별할 수 있는 수준이다. 그리고 이 정도라면 대부분 고칠 수 있다. 자기가 부르는 노래가 좀 이상하다고 평가할 능력만 있으면 얼마든지 바꿀 수 있다는 말이다.

아이에게 엄마가 노래를 불러주는 것은 음악교육을 위해서가 아니라, 아이와의 상호작용과 정서교감을 위해서임을 잊지 말자.

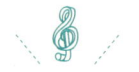

3대가 부르는 동요는 무엇인가요?

"할머니, 엄마, 아이 3대가 부르는 동요입니다."

어린 시절 할머니나 어머니가 불러주셨던 동요를 내 아이에게도 불러주자. 나이와 상관없이 공유할 수 있는 노래가 많아지면 비슷한 감성을 가질 수 있다. 시대가 너무 빨리 변해 3대가 공유할 수 있는 문화가 그리 많지 않다. 그러다 보니 전혀 소통이 안 된다. 한 집에 살아도 각자 자기 방에 들어가 자기 음악만 듣는다. 어릴 때 아이와 동요를 많이 부르자는 이유도 바로 그 때문이다.
'3대가 부르는 동요'를 뽑아보면 다음과 같다.

1. 똑똑 누구십니까?
2. 우리 집에 왜 왔니
3. 아침 바람 찬 바람에
4. 두껍아 두껍아
5. 떴다 떴다 비행기
6. 산골짝의 다람쥐
7. 원숭이 엉덩이는 빨개
8. 꼬부랑 할머니가
9. 동동 동대문을 열어라
10. 여우야 여우야 뭐하니
11. 나리 나리 개나리
12. 나비야 나비야
13. 깊은 산속 옹달샘 누가 와서 먹나요
14. 송알송알 싸리 잎에 은구슬
15. 시계는 아침부터 똑딱똑딱
16. 아빠하고 나하고 만든 꽃밭에
17. 리, 리, 리 자로 끝나는 말은
18. 우리 집 강아지는 복슬 강아지
19. 엿장수 똥구멍은 찐득찐득

20. 아가리 딱딱 벌려라

이 노래들 중에는 나중에 아이가 자라면서 놀이로 활용할 수 있는 것들도 많다. 엄마 품에서 이런 노래를 듣고 자란 아이들이 다양한 놀이로 친구들과 좋은 관계를 유지할 수 있다는 것은 따로 말할 필요도 없다.

전래동요는 우리나라 고유 음계인 5음계로 이루어져 아이들이 배우기에 아주 쉽다. 신기하게도 전 세계 모든 아이들이 5음계 노래를 좋아한다. 이는 음을 익히는 발달 과정에 그 이유가 있다.

노래의 최소 요건은 높이가 다른 3개 이상의 음이 사용되는 것이다. 그래서 아이들이 처음 배우는 노래는 3개의 음으로 이루어져 있는 경우가 많다. 아이들은 스스로 이런 노래를 지어 부르기도 한다(91쪽 톤슈필 참고).

이때 대부분 사용되는 음계가 [미-솔-라]다. 그러던 것이 4개의 음 [레-미-솔-라]로, 5개의 음 [도-레-미-솔-라]로 점점 늘어나는데, 5음계 노래는 5세 전후 아이들이 부르기에 아주 적합하다. 우리가 즐겨 부르는 7음계 노래는 한참 지난 후에 발달한다. 이 점을 감안할 때, 아이가 어릴 때는 전래동요를 많이 부르는 것이 좋다는 것이다.

1. 3음계

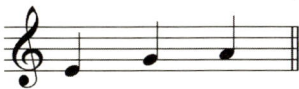

2. 4음계

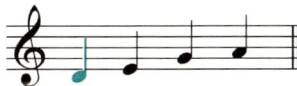

3. 5음계

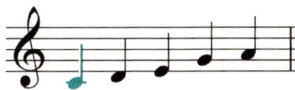

4. 7음계

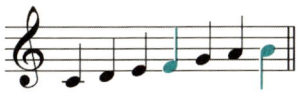

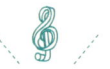

자장가를 불러주는 게
왜 좋은가요?

"엄마의 존재를 인식하는 방법 중 하나이기 때문입니다."

몇 년 전 독일에 출장 갔던 남편이 카루스 출판사에서 2009년 출판된 『비겐리더 wiegenlieder (자장가)』를 사다줬다. 펼쳐 보고 부러움에 속이 상할 정도였다. 독일어권 자장가를 모았다는데 무려 42곡이 수록되어 있다. 우리나라 자장가는 몇 곡이나 될까?

자장가는 되도록 많이 불러주는 것이 좋다. 괜히 온갖 자장가가 있는 게 아니다. 자장가의 효과는 수백, 수천 년에 걸쳐 세상의 모든 엄마들이 경험적으로 검증했기 때문이다.

일단 자장가는 가장 부드러운 멜로디의 엑기스를 모아놓은 노래다. 엉터리가 있을 수 없다. 신세대 아기라서, 우리가 아기 때 들었던 자장가와 다른 '힙합 자장가'나 '랩 자장가'를 좋아하더라는 소리는 들어본 적이 없다. 시대가 바뀌어도 여전히 바뀌지 않는 음악은 자장가가 유일할 것이다. 그래서 자장가가 좋은 것이다.

자장가는 아기에게 제일 먼저 줄 수 있는 음악적 자극임과 동시에, 가장 집중적인 음악적 노출이다. 자장가를 듣는 순간 엄마도 아기도 최대한 노래에 집중하게 된다.

자장가라는 음악 형식이 따로 있는 것은 아니다. 모든 자장가의 공통점은 부드러운 멜로디와 편안한 리듬으로 이루어져 있다는 것이다. 아기 요람을 흔들며 자장가를 불러보면 음악과 요람의 스윙swing(155쪽 설명 참고)이 그렇게 잘 맞아떨어질 수가 없다. 노래를 듣는 아기만 편안해지는 게 아니다. 노래를 부르는 엄마도 행복해진다. 자장가를 부르는 순간, 엄마와 아기는 하나가 된다.

아주 먼 옛날, 아기를 품에 안은 엄마가 아기를 흔들면서, 그 박자에 맞춰 흥얼거리던 자장가가 그 시작일 것이다. 바로 그렇게 음악이 시작되었다. 그래서 '세상의 모든 음악은 엄마가 만들었다'고 감히 말할 수 있는 것이다. 아기를 재우며 부르던 엄마의 노래가 바흐도, 베토벤도, 슈베르트도, 안익태도, 윤이상도 키웠다. 그런데 그 엄마만의 특권이 오늘날 사라지고 있다. 참 안타깝다.

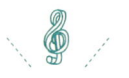

우리 아이는
노래를 잘 못해요.
어떻게 해야 할까요?

"호흡 조절하는 방법을 가르쳐주세요."

아이가 노래를 못한다며 고민할 때는 여러 가지 이유가 있을 수 있다. 유형에 따라 다른 대처가 필요하겠지만 대부분의 경우는 호흡법을 몰라 생기는 문제들이다. 예를 들면 다음과 같은 하소연들을 많이 한다.

우리 아이는 목소리가 허스키라 노래를 잘 못해요
노래를 부르라고 하면 음정 없이 꽥꽥 소리만 질러요
부끄러움을 많이 타서 말소리도 작고 사람들 앞에서 노래는 전혀

하지 않아요

노래를 열심히는 하는데 음정이 불안해요

위의 경우는 모두 증세만 다를 뿐 원인은 한 가지다. 호흡이 문제다. 노래를 잘하려면 우선 내보내는 호흡량을 조절할 수 있어야 한다. 한꺼번에 훅 빠져나가지 못하도록 가지고 있어야 하며, 이를 고르게 천천히 내보내는 훈련이 필요하다. 복식호흡이니 횡경막이니 하는 설명을 하려는 게 아니다. 그냥 천천히 조금씩 내보내는 연습이 필요하다.

어릴 적 미술 시간에 '물감 불기'를 해본 경험이 있을 것이다. 모두들 나중에는 어지러워한다. 이는 들숨(들이마시는 호흡)과 날숨(내보내는 호흡)의 밸런스가 깨져서 일어나는 증상이다.

사실 들숨은 우리 인체가 알아서 잘한다. 우리가 관심 갖고 훈련해야 하는 것은 날숨이다. 날숨을 의식적으로 훈련할 수 있는 간단한 방법이 있다. 혀를 편안하게 내려 아랫니 모두에 고루 닿은 상태에서 "Ssss~~~" 하고 풍선 바람 빠지는 소리를 흉내 내본다. 누가 더 길게 하는지 놀이처럼 해봐도 좋다. 이렇게 하면 누가 가르쳐주지 않아도 횡경막을 사용한 복식호흡을 하게 된다.

소리를 꽥꽥 지르며 음정 없는 노래를 부르는 아이나 기어들어가는 목소리로 노래 부르는 아이의 원인도 마찬가지다. 둘 다 똑같이 호흡 조절에 문제가 있는 것이다. 다만 성격적으로 외향적인 남자 아이들은 소리를 지르는 방식으로, 내성적인 여자 아이들은 작은 소리로 노래할 뿐이다.

"Ssss~~~" 훈련이 성공하면 다음에는 허밍으로 편안한 음을 길게 내보도록 하면 된다. 일단 이것만 연습하면 발성의 기초는 갖췄다고 할 수 있다.

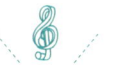

엄마의 목소리가 아이에게 어떤 영향을 주나요?

"정서, 성격, 발음 등 이루 다 말할 수 없는 많은 부분에 영향을 미칩니다."

엄마의 음역과 정서표현

음역은 노래할 수 있는 음정 중 가장 높은 음과 가장 낮은 음의 폭을 말한다. 나는 노래할 때보다 말할 때의 음역을 더 중요하게 생각한다.

일단 사람마다 말할 때의 '평균 음높이'가 있다. 이 평균 음높이로 인해 항상 명랑해 보이는 사람도 있는 반면, 차분해 보이는 사람도 있다. 평상시 목소리보다 조금 낮게 말하면 기운이 없어 보이고, 조금 높게 말하면 신나 보이기도 한다. 아이를 키우는 엄마의 목소리는 조금 높은 편이 좋다. 아이의 기분도 밝게 만들어주고, 낮은 소리보다는 높은 소리가 더 또렷하게 들려 소통도 편하기 때문이다.

이 평균 음높이보다 중요한 것이 '음역'이다. 가장 기분 좋게 들리는 음과 가장 차분하게 들리는 음의 폭이 넓을수록 다양한 정서표현이 가능하다. 어떤 사람은 음역이 좁아 기분 좋을 때나 우울할 때나 비슷한 목소리 톤을 가지고 있다. 이런 사람의 정서표현을 알아차리기란 쉽지 않다. 별로 재미없는 사람이라는 뜻이다. 아이 엄마는 그래서 약간 오버하는 게 좋다. 아이의 정서표현 능력에 결정적인 영향을 미치기 때문이다.

아이들이 구연동화를 좋아하는 이유도 바로 이 넓은 음역 때문이다. 목소리의 높낮이로 다양하게 표현되는 정서를 아이들은 본능적으로 즐거워한다. 정서를 느끼는 것과 표현하는 것은 동전의 양면이다. 느낀 만큼 표현하고, 표현할 수 있는 만큼 느낄 수 있기 때문이다.

참고로, 강연으로 유명한 명강사들의 음높이를 분석해보면 대부분 음역이 넓다. 반대로 지루하게 들리는 사람의 목소리를 분석해보면 대부분 모노톤으로 이야기한다. 거기다 평균 음높이가 낮기까지 하다면 아주 최악이다. 다 졸게 만든다.

엄마의 말하는 속도와 성격

제목만 봐도 어떤 이야기가 나올지 바로 알 수 있을 것이다. 엄마의 말하는 속도는 아이를 불안하게 할 수도, 편안하게 할 수도 있다. 말이 빠른 사람은 대부분 성격이 급하다. 엄마의 말하는 속도는 빠른 것보단 느린 편이 좋다. 천천히 말하는 연습을 해보자.

엄마의 발음과 아이의 발음

'플라터텅잉fluttertonguing'은 혀를 입천장에 대고 "Rrrrr~~~" 하고 혀를 굴리는 것을 말한다. 관악기 주법의 테크닉이기도 하다. 이태리 가곡을 부를 때는 반드시 이 발음을 연습해야 한다.

한국 사람들에게는 이 발음이 특히 어렵다. 혀가 짧기 때문이라고 하지만, 실제로 혀의 구조가 이 발음을 하지 못할 만큼 짧은 경우는 많지 않다. 오히려 혀가 경직돼서 불가능한 경우가 많다.

엄마가 발음을 못하면 아이도 못하게 된다. 엄마로부터 들은 적이 없기 때문이다. 엄마가 특정 발음이 자유롭지 않으면 아이는 반드시 닮게 되어 있다. 엄마가 "바담 풍" 하면서 아이가 "바람 풍" 하기를 바랄 수는 없는 일이다.

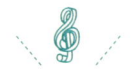

피아노는
언제부터
가르치면 좋을까요?

"피아노 놀이는 일찍(5세경), 학원에 가는 건 천천히(7세경)."

엄마들이 가장 많이 하는 질문이다. 이 질문 속에는 엄마들의 이런 속마음이 숨겨져 있다. '남보다 되도록 빨리 시작하고 싶다. 최소한 늦지 않게 시작하고 싶다. 그렇다고 무턱대고 일찍 시작할 수는 없으니 언제가 적당할지 궁금하다.'

이런 엄마들의 마음을 누구보다 잘 알고 있는 많은 피아노 교사들은 아이가 한글을 떼고 나면 시키는 것이 좋다고 말한다. 대개 아이가 한글을 잘 읽을 수 있고, 학습 집중력이 생기기 시작하는 6세경이 적합하다고 한다. 이는 피아노 교육의 테크닉 교육에

중점을 두고 하는 말이다. 피아노를 제대로 배우려면 악보를 읽을 수 있어야 한다는 뜻인 것이다.

나는 좀 다른 생각이다. 피아노 교육이 일찍 시작될 수 있고, 아이들에게 피아노라는 악기가 얼마나 다양한 소리를 낼 수 있는지를 먼저 가르치는 것이 중요하다고 이야기하고 싶다. 이런 경험을 통해 아이들이 악기를 마치 장난감처럼 마음껏 가지고 놀고 싶다는 동기부여가 된 후에 테크닉 교육이 시작되어야 한다.

테크닉 교육이 시작된 후에도, 처음 느꼈던 음악에 대한 흥미를 잃지 않도록 꾸준히 배려해야 한다. 악보를 잘 읽지 못하더라도 피아노는 얼마든지 칠 수 있다. 물론 악보를 읽을 수 있다면, 다양한 음악을 더 잘 연주할 수 있다. 피아노를 배우는 아이 스스로 이러한 사실을 깨닫고, 악보읽기를 배우고 싶어 할 때 가르치면 된다. 그리고 악보읽기도 놀이를 통하면 훨씬 재미있게 가르칠 수 있다.

피아노 배우기 전에 할 수 있는 음악활동

① 동물 수수께끼

피아노로 서로 표현한 소리가 어떤 동물을 나타낸 것인지 맞추는 게임을 스무고개처럼 한다. 이때 피아노를 손바닥 전체로 넓게 칠 수도 있고, 독수리 타법으로 꼭꼭 눌러 칠 수도 있다. 물론 팔꿈치부터 손끝을 이용해 피아노를 쭉 문지르는 것도 하나의 주법이 될 수 있다. 이렇게 악기를 맘껏 다루도록 해준다(함부로 다루는 것과는 다르다. 이 경계를 분명히 해야 한다).

그러다 보면 아이들만의 기발한 연주법이 탄생된다. '피아노 의자에 앉으면 허리를 펴고, 손에 달걀을 쥔 것처럼 동그랗게 만들고, 손목이 건반보다 아래로 처지지 않게 하며…' 등의 엄숙한 훈련으로 아이를 질리게 해선 안 된다.

② **동화 효과음 만들기**

좋아하는 동화의 배경음악을 아이 스스로 표현하도록 한다. 동화에서 '비가 왔어요. 천둥이 쳤어요'와 같이, 소리로 묘사할 수 있는 장면이 나오면 이를 피아노로 표현하도록 하는 놀이다. 엄마는 동화를 읽어주고, 아이가 피아노로 효과음을 만드는 것이다.

의외로 아이들이 단순한 소리뿐 아니라, 희로애락의 감정적 표현을 소리로 묘사하고 싶어 한다. 물론 아직 선율을 연주할 수 있는 단계가 아니기 때문에 원하는 만큼의 효과적인 소리가 연출되지는 않는다.

그러나 아이들은 나름의 방식으로, 기쁨을 표현할 때는 빠른 템포의 소리를, 슬픔을 표현할 때는 느리고 조용한 소리를, 분노를 표현할 때는 거칠고 큰 소리를 만들어낸다. 템포와 볼륨의 변화로 감정표현을 할 수 있음을 이미 알고 있는 것이다. 이는 아이들이 이미 엄마의 목소리를 통해 배우고 익힌 것들이다.

아이들은 엄마의 목소리가 평상시보다 큰지, 작은지, 높은지, 낮은지, 빠른지, 느린지를 아주 잘 파악한다. 이를 통해 엄마의 정서를 읽기 때문이다. 이제 그동안 엄마와의 상호작용에서 무의식적으로 배우고 익힌 것을 피아노를 이용해 표현할 수 있다는 것을 배운다. 이것이 음악교육에서 가장 우선되어야 하는 과정이다.

③ 손가락 체조

아이가 테니스를 배운다고 치자. 그렇다면 우선 아이가 테니스채를 들고 휘두를 수 있을 만큼 팔이 길어야 하며 힘도 있어야 할 것이다. 그리고 전후좌우, 아이가 원하는 방향으로 빠르게 뛰어다닐 수 있는 하체의 능력도 있어야 한다. 적어도 이 두 가지 조건이 갖춰져야 날아오는 공을 잘 보고, 테니스채로 공을 맞출 수 있는 협응력을 배워나갈 수 있다. 무슨 운동을 배우든 그 운동에 필요한 구체적 테크닉을 배우기 전에 확인해야 할 기초 운동능력이 있다.

피아노를 배우려 할 때도 마찬가지다. 선행되어야 하는 기초 운동능력이 있다. 바로 손가락 운동능력이다. 원하는 순간에, 원하는 손가락을 들었다 놓았다 할 수 있는 운동능력이 필요하다. 그런데 이 운동은 일상생활에서 흔히 쓰이는 근육이 아니기 때문에 생각보다 쉽지 않다.

어른이 되어 뒤늦게 피아노를 배우기 시작하는 사람들의 한결같은 하소연은 눈으로 악보를 읽고 머리로 이해해도, 손가락이 전혀 말을 듣지 않는다는 것이다. 중요한 건 이 현상이 나이 든 사람에게만 나타나는 현상이 아니라는 것이다. 아이들도 손가락 근육이 원하는 대로 움직여지지 않는다. 물론 나이 든 어른에 비하면 적응 시간이 훨씬 적게 걸리지만, 아이들도 손가락을 원하는 만큼 움직일 수 있으려면 그에 필요한 기초 운동능력이 필요하다.

먼저, 피아노 건반 위가 아닌 일상생활에서 손가락 체조를 지속적으로 해야 한다. 피아노 건반 위에서는 손가락이 움직이는 대로 소리가 나기 때문에 원치 않는 소리로 인한 스트레스가 생긴다. 그 때문에 연습이 귀찮아지고 싫어질 수 있다. 소리 없이 손가락 훈련을 먼저 하고, 소리가 동반된 손가락 훈련을 하는 것이 좋다.

간혹 피아노 선생님이 피아노 뚜껑을 덮고 연습해오라는 주문을 하는 경우가 있다. 바로 이런 의도로 시키는 것이니 소홀히 여기지 않고 연습하면 그 효과는 분명히 얻을 수 있다.

나는 아이가 열 손가락의 근육을 골고루 발달시킬 수 있는 손가락 체조를 권한다. 누구나 엄지와 검지손가락은 원하는 대로 움직이기 쉬운 반면, 약지나 새끼손가락은 따로 움직이는 것이 쉽지 않다. 일상에서 얼마나 많이 사용했는가에 따라 근육의 발달 정도가 다르기 때문이다.

하지만 피아노 연주에서는 이 약한 손가락들도 똑같이 열심히 움직여주어야 한다. 이 손가락 체조를 위한 교재가 바로 『하농』이다. 하지만 하농은 어느 정도 악보를 읽을 수 있고 피아노 연주가 가능한 이들을 위한 고급 수준의 손가락 체조다.

피아노를 처음 배우는 아이들은 보다 손쉽고, 일상에서 반복할 수 있는 손가락 체조를 하는 것이 좋다. 아이들과 손가락 체조를 해보면 의외로 재미있어한다. 아이의 수준에 맞춰 적절한 연습 방법을 제시하는 것이 가장 중요하다.

예를 들면 '엄지 1번~새끼손가락 5번'으로 번호를 정하고 엄마(또는 교사)가 말하는 손가락을 빨리 들었다가 놓는 놀이를 할 수 있다. 물론 아이와 엄마가 번갈아 수를 말하기도 한다. 아이가 부른 번호의 손가락을 움직이느라 어려워하는 엄마의 모습이 아이로 하여금 나만 어려운 게 아니라는 생각을 갖게 한다. 모두가 어려워하는 것을 자신이 잘할 수 있게 되면 아이들은 재미있게 계속할 의욕이 생긴다.

　위의 세 가지 방법을 활용하며 서서히 피아노 학습으로 옮겨가면, 보다 어릴 때 보다 재미있게 피아노를 배울 수 있다. 이러한 예비 단계를 3~6개월 정도 실시하게 되면 이후의 학습 효과가 훨씬 더 좋아진다.

　그러나 피아노를 배우기 전에 선행되어야 하는 것은 앞에서 반복적으로 강조했듯 태교로부터 시작된 노래 부르기다. 엄마가 어려서부터 노래를 많이 불러주면 아이들 음감이 좋아지고, 자신이 부를 줄 아는 노래를 피아노로 연주하고 싶어 하게 된다. 이런 기본적인 조건이 갖춰져 있지 않은 상태에서 피아노를 언제 배우는 것이 좋은가를 이야기하는 것은 걷지도 못하는 아이에게 테니스를 가르치고 싶어 하는 것과 같다.

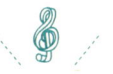

피아노는 필수라던데, 정말 그런가요?

"피아노가 여러 장점이 있긴 하지만 필수는 아닙니다."

우선 악기의 성격을 알 필요가 있다. 아이들이 배울 수 있는 악기들은 대부분 선율악기다. 바이올린, 첼로 등의 현악기와 클라리넷, 플루트 등의 관악기 모두 선율악기다. 기타와 피아노는 선율악기의 역할과 화음악기의 역할을 동시에 한다.

특히 피아노는 선율악기기도 하고 화음악기기도 하면서, 건반을 누르면 항상 일정한 소리가 난다는 장점이 있다. 같은 음이나 화음을 반복하면 리듬악기 역할도 한다. 바이올린은 손가락의 위치가 조금만 달라지거나 각도가 조금만 달라져도 다른 음정이 난다.

정확한 음을 익히기까지 많은 노력이 필요하다. 하지만 피아노는 이런 부분에서 자유롭다.

피아노의 또 다른 장점은 피아노의 구조가 악보를 시각화하기에 가장 적합하다는 사실이다. 음정이 높아질수록 왼쪽에서 오른쪽으로 진행한다. 바이올린의 경우는 가장 낮은 줄의 밖에서 안으로 진행하다가, 그 줄에서 더 이상 음정을 내기 어려워지면 줄을 바꿔야 한다. 그러니까 음정이 높아지는 대로 일정 구간은 시각화되지만 수시로 왔다 갔다 해야 한다. 관악기의 운지도 이와 비슷하다.

이런 여러 이유로 피아노를 배우면 다른 악기에 비해 독보력 향상이 빠른 것은 사실이다. 하지만 피아노를 하지 않았다고 해서 다른 악기를 배우기 힘들거나 악보를 못 보는 것은 절대 아니다.

악기 선택 요령을 답변하면서 잠시 다루겠지만, 아이가 조금 자란 다음에 배울 수 있는 악기들은 피아노 외에도 여러 가지가 있다. 그때까지 음악수업을 하지 않다가 갑자기 악기를 배우는 것보다는 무언가를 다루다가 해당 악기를 배우는 게 좋다고 생각할 경우, 피아노로 시작하는 게 좋다. 그러나 전국의 모든 아이가 피아노를 배울 필요는 없다. 피아노가 한글을 익혀야 하는 것처럼 음악의 기본이 되는 것은 아니기 때문이다.

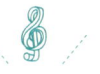

아이에게 맞는 악기를
선택하는 방법을
알려주세요

"아이가 마음에 들어하는 음색과 신체 조건을 고려해서 선택하세요."

아이에게 맞는 악기를 선택하는 데 대한 가장 좋은 예화는 '정 트리오 3남매(정명화, 정경화, 정명훈)'의 이야기일 것이다. 아이들 모두에게 피아노 교육을 시켰지만, 아이마다 피아노를 받아들이는 것이 달랐다. 피아노는 싫다고 하면서도 낮은 소리의 첼로를 좋아한 정명화, 높은 소리의 바이올린을 좋아한 정경화는 각각 자기가 좋아하는 악기를 선택했다. 정명훈은 피아노에 싫증을 내지 않고 꾸준히 했고, 차이코프스키 콩쿠르에서 입상을 할 정도의 훌륭한 피아니스트가 되었다. 지금은 또 지휘자기도 하다.

처음에 아이가 좋아하는 악기를 선택해서 배우기 시작했는데, 중간에 연습량이 많아지면서 슬럼프에 빠지게 될 수 있다. 다른 악기로 바꾸고 싶어 하거나, 그만두려고도 한다. 처음에 악기를 선택할 때는 음색이 많이 좌우하지만 그 악기를 꾸준히 할 수 있으려면 테크닉적으로 감당할 수 있는 신체조건도 중요하다.

어떤 특정 신체조건이 필수적인 건 아니지만, 기본적으로 유리한 조건이 있을 수는 있다. 악기 전체적으로 손가락과 팔 길이가 긴 편이 유리하다. 관악기의 경우는 입술의 두께가 중요하게 영향을 미친다. 트럼펫의 경우, 너무 두꺼운 입술은 힘들다고 한다. 내 경우에는 다른 손가락에 비해 유난히 짧은 새끼손가락 때문에 피아노를 배우며 꽤나 고생했었다.

또 한 가지 중요한 것은 각 악기를 선택하기에 적절한 연령대가 있다는 사실이다. 5~6세경에 시작할 수 있는 악기는 피아노, 바이올린 정도다. 바이올린의 경우, 아이의 몸이 자람에 따라 악기도 바꿔줘야 한다. 아이의 팔 길이나 어깨 크기에 따른 편차가 있지만 대체로 다음 표 정도의 악기 크기를 사용한다.

악기 사이즈	1/8	1/4	1/2	3/4	1/1
연령	5~6세	6~7세	초등 1~3학년	초등 4~5학년	초등 6학년

바이올린이나 첼로처럼 축소악기가 없는 경우에는 대안이 될 수 있는 악기를 선택하는 것도 한 방법이다. 예를 들어 리코더를 불고 싶은데 손가락으로 리코더의 모든 구멍이 막아지지 않을 땐 오카리나가 대안이 될 수 있다. 기타를 연주하고 싶은데 손이 작아 기타 코드를 잡을 수 없다면 우쿨렐레를 이용할 수 있다.

악기 선택에 관한 오해가 있다. "트럼펫은 남자아이, 플루트는 여자아이에게 적합하다" 같은 이야기다. 남자와 여자, 어느 쪽에 더 적합한 악기는 없다. 사회적 분위기로 인해 우리나라에는 남성 플루티스트가 적다.

그러나 외국의 유명 오케스트라에서 남성 플루티스트는 아주 쉽게 볼 수 있다. 또한 플루트는 호흡량이 많이 필요한 악기기 때문에 어떤 면에서는 남성에게 잘 맞는 악기라는 주장도 있다. 결국 악기에서 성별을 구별하는 것은 우리의 편견일 뿐이다. 하프도 과거 유럽에는 남성 연주자가 많았다. 남성이 하프를 켜고 있는 모습이 잘 상상이 가지 않는다면, 스스로 악기 선택에 선입견이 있는 것이다.

악기 선택에 관한 또 하나의 오해가 있다. "드럼 연주가 스트레스 해소에 좋다"는 것이다. 그렇게 보이기는 한다. 악기를 힘껏 두드리며 연주하는 모습을 보면 스트레스가 모두 날아갈 것 같다.

그러나 우리가 본 드러머는 모두 수준급이다. 초보가 드럼을 제대로 연주하려면 스트레스 해소는커녕, 스트레스만 잔뜩 받는다. 오른손 따로, 왼손 따로, 거기에 발까지 따로따로, 그렇게 박자를 맞추는 일은 고도의 테크닉을 필요로 한다.

다만 그 고비를 넘기고 연주할 수 있게 될 때, 그때는 분명히 기분이 좋아질 것이다. 그러나 그것은 드럼만의 특징은 아니다. 이는 모든 악기가 그렇다. 특히 멀티태스킹이 잘 안 되는 아이에게 드럼 연주는 엄청난 스트레스가 된다.

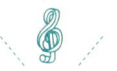

아이에겐 주로 클래식 음악을 들려주는 게 좋겠지요?

"그 또한 편청에 속합니다. 세상의 모든 음악을 들려주세요."

1부에서 되도록 클래식을 들려줘야 한다고 했던 것과 혼란이 있을 수 있겠다. 앞서 클래식 음악을 권한 이유는 배음이 있는 악기를 들려주는 것이 아이에게 미치는 음악적 효과에 대해 설명한 것이다. 반면 지금의 답변은 좋은 음향으로 이루어진 다양한 음악을 들려주자는 취지다.

아이에게 세상의 모든 음악을 골고루 들려줘야 한다는 주장에는 대부분의 엄마들이 동의한다. 문제는 어떻게 다양한 음악을 들려줘야 할지, 또 아이가 그런 음악에 관심 갖도록 하는 방법은 무엇인지 많이들 궁금해한다. 그 답을 한번 찾아보자.

다양한 음악이라 함은 크게 둘로 구분할 수 있다. '다양한 장르의 음악'과 '다양한 음색의 음악'이다. 첫 번째로 다양한 장르의 음악이라 했을 때, 음악이론에서 말하는 다양한 장르를 말하는 것이 아니다. 아이들이 접할 수 있는 다양한 음악을 말하는 것이다.

1. 동요
2. 클래식 음악
3. 대중음악
4. 우리 전통음악
5. 여러 나라의 민속음악

민속음악도 참 다양하다. 비엔나 왈츠음악, 러시안 발레음악, 헝가리안 집시음악, 라틴 댄스음악, 아프리칸 댄스음악 등 셀 수 없이 많다. 보통 비엔나 왈츠음악과 러시안 발레음악은 클래식 음악의 범주에 포함시켜 생각한다. 하지만 댄스음악의 한 종류로 분류할 수도 있다.

1부 편청에 관한 이야기에서 댄스음악의 부정적 측면에 관해 설명했지만, 댄스음악이 무조건 나쁘다는 뜻이 아니다. 아이에게 댄스음악에도 다양한 종류가 있다는 것을 경험할 수 있게 해주어야 한다는 말이다.

간혹 클래식 음악은 아이에게 이로운 음악이고, 대중음악은 아이에게 해로운 음악이라는 편견을 갖고 있는 엄마들도 있다. 그러나 엄마의 이런 편견으로 인해 아이들이 오히려 클래식 음악에 반감을 갖게 될 수도 있다. 클래식 음악 중에 즐겁고 재미있는 음악도 있고, 재미는 없지만 멋있는 음악도 있다고 느끼게 해주는 것이 필요하다.

클래식 음악도 세상의 모든 음악 가운데 일부에 지나지 않는다. 그게 전부가 아니라는 뜻이다. 아이에게 보다 다양한 장르의 음악을 들려주려면, 먼저 엄마가 다양한 음악에 관심이 있어야 한다. 엄마는 매일 가요만 들으면서 아이에게 클래식을 들으라고 할 수는 없는 일이다. 아이들은 엄마가 좋아하는 것을 좋아하게 돼 있다.

다음은 '다양한 음색의 음악'을 들려주는 방법을 추천하고 싶다. 여기서 말하는 음색이란 단지 악기의 음색만이 아니다. 악기 편성에 따라 음색이 달라질 수도 있고, 연주 장소에 따라 음색이 달라질 수도 있다.

1. 악기에 따른 음색: 피아노, 바이올린, 첼로, 클라리넷, 플루트, 트럼펫, 성악곡 등
2. 악기 편성에 따른 음색: 독주, 실내악, 오케스트라, 팝스 오케스트라, 재즈 밴드 등
3. 환경에 따른 음색: 차 안에서 들을 때, 거실에서 들을 때, 음악 학원에서 들을 때, 친구의 작은 음악회에서 들을 때, 작은 공연장에서 들을 때, 야외 음악당에서 들을 때, 예술의 전당 콘서트홀 같은 대형 공연장에서 들을 때 등

이렇게 구별 지어 생각해보면 TV에서 나오는 격렬한 음악은 사용되는 악기도 대부분 같고, 연주 환경도 비슷하다. 세상의 모든 음악 중에 불과 몇 퍼센트에 불과할 것이다. 아이가 5분 동안 TV를 보며 춤을 추었다면, 5분짜리 다른 다양한 음악을 들을 수 있도록 배려해야 한다. 우리 아이에게 세상의 모든 음악을 가르쳐줄 사람은 엄마밖에 없다. 정말 세상은 넓고 음악은 다양하다.

클래식 음악을 흥미 있게 들려줄 좋은 방법이 있을까요?

"아이의 놀이를 더 재미있게 해줄 음악을 들려주면 좋겠지요."

다음 이야기는 하나의 사례에 불과하지만, 이를 통해 지혜로운 엄마들은 좋은 아이디어를 많이 얻을 거라 생각한다.

어느 날 후배의 SNS에 여섯 살짜리 아들 사진이 올라왔다. 침대 위에 아이가 엎드려 있고, 아이 위에 가죽 쿠션이 놓여 있었다. 그렇게 엎드려서 자기가 거북이라며 놀고 있는 아들이 귀여워서 사진을 찍어 올린 모양이었다.

나는 그 모습이 완성되기까지 개구쟁이 녀석이 얼마나 엄마를 귀찮게 했을지가 눈에 훤하게 그려져 웃음이 절로 났다. 조그만

등에 커다란 쿠션이 쉽게 올라가지 않았을 테고, 아이가 움직일 때마다 떨어지는 쿠션을 엄마는 다시 올려주느라 고생했을 것이다.

귀여운 모자의 놀이에 나는 댓글 대신 생상스의 〈동물의 사육제〉 중에 나오는 〈거북이〉 음원을 찾아 링크를 걸어주었다. [도 레 파미레 솔솔 솔라미파~]

그 후 이 녀석은 틈만 나면 엄마를 이중으로 괴롭혔다. 쿠션도 올려달라 하고, 음악도 틀어달라 했다. 하지만 며칠 후, 스스로 노래를 부르며 거북이 놀이를 한다는 문자가 왔다. 아이가 음악에 이쯤 관심을 가지면 〈동물의 사육제〉의 나머지 음악을 좋아하게 되는 것은 시간문제다.

아이에게 음악을 들려줄 때, '어떤 음악'을 들려주느냐보다 중요한 것은 '언제 어떤 방법'으로 들려주느냐 하는 것이다. 한창 자신의 놀이에 심취해 있는 아이에게 음악을 듣자고 하면 좋아할 리가 없다. 최대한 자연스럽게 아이의 관심사와 연관이 있는 음악을 들려주는 지혜가 필요하다.

클래식 음악을 들려줄 때 작곡가와 곡명도 가르쳐줘야 하나요?

"그럴 필요 전혀 없습니다. 혹시 아이가 물어보면 그때 알려주세요."

클래식 음악 하면 따라다니는 것이 바로 작곡가와 곡명이다. 대학에서 교양수업을 하고 있을 때, 어떤 학생이 이런 말을 했다. 클래식 음악을 좀 들어보려고 클래식 라디오를 틀었는데 음악 소개 멘트에 조사 빼고는 아는 말이 하나도 없는 외래어라 듣는 걸 포기했다는 것이다. 작곡가를 모르거나 곡명을 몰라도 음악은 얼마든지 들을 수 있는데 참 안타까운 일이다.

작곡가와 제목이 다가 아니다. 작품번호도 작곡가마다 다르고,

곡명도 〈○○○〉 중에 나오는 〈×××〉라고 하니 이중 삼중 공부해야 할 것같이 들린다. 아마 많은 사람들이 클래식 음악이 어려워서가 아니라 바로 이 작곡가, 곡명, 작품번호들 때문에 질려서 클래식 음악을 멀리하고 있을지도 모른다.

우리 아이들에겐 그런 부담을 주지 않았으면 좋겠다. 만약 아이가 "엄마, 이 곡 제목이 뭐야?"라고 묻는다면 그때 대답해주면 된다. 엄마도 잘 모르겠거든 아이와 함께 그 곡을 듣고 느낀 대로 '우리들만의 제목'을 붙여주는 것도 좋다. 그 뒤로는 그 곡이 나올 때마다 엄마와 붙인 곡 제목이 떠오를 것이다. 훗날 진짜 제목을 알게 되어도 엄마와의 추억이 깃든 제목이 더 정감 있을 것이다.

아이들은 상상력이 풍부해서 엄마가 생각하는 것보다 훨씬 더 재미있는 제목들을 잘도 생각해낸다. 엄마는 그저 여기까지만 유도해주면 된다.

"그러게! 엄마도 제목이 궁금하네. 네가 듣기에는 이 음악이 무슨 소리 같아? 무슨 얘기를 해주는 거 같아?"

아이와 들어보길 권하는 클래식

1. 생상스의 〈동물의 사육제〉
2. 프로코피예프의 〈피터와 늑대〉

3. 벤자민 브리튼의 〈청소년을 위한 관현악 입문〉
4. 레오폴드 모차르트의 〈장난감 교향곡〉

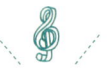

음악도 흘려듣기를
많이 하는 것이 좋겠죠?

"아뇨. 과도한 흘려듣기는 오히려 부작용이 더 많습니다."

'집중듣기'와 '흘려듣기'는 주로 언어교육에서 이야기된다. 언어학습에서의 집중듣기란 들리는 말을 책의 활자로 확인하며 듣는 것을 말한다. 그렇다면 그와 같은 수준으로 음악감상에서의 집중듣기를 정의하면, 음악을 들으면서 악보를 보는 것을 의미한다. 이것이 가능하려면 음악을 전공하거나 그 수준에 상응하는 음악교육을 받아야 한다. 악보를 보지 않더라도 음악을 들으며 분석적 해석이 가능한 수준이어야 한다.

음악에서의 집중듣기는 음악을 전문으로 하는 특수한 경우거나 아주 간단한 음악에서만 가능하다. 예를 들면, 악보를 읽을 수 있는 아이가 쉬운 동요의 악보를 보며 동요를 듣고 있는 상태는 집중듣기에 속한다. 결국 대부분의 사람들이 음악감상을 하는 것은 정도의 차이가 있을 뿐 흘려듣기를 하는 것이다.

내게는 흘려듣기에 관한 좀 특별한 경험이 있다. 여섯 살 터울의 두 아들은 한 방을 썼다. 매일 저녁 CD를 들으며 잠자리에 드는 것을 좋아했다. 대부분의 CD에는 70여분의 음악이 들어 있었다. 하지만 아이들은 음악이 흐르고 10분쯤 지나면 잠들곤 했다. 그러면 나는 살며시 음악을 껐다. 아이들은 바로 잠에서 깨어, 아직 듣고 있으니 음악을 계속 틀어달라고 했다.

신기한 점은 잠들고 난 후 나왔던 뒷부분의 음악을 아이들은 따라 부를 수 있을 만큼 잘 알고 있다는 것이었다. 수면을 연구하는 의사나 과학자들은 막 잠드는 시기의 수면 상태에 대해 여러 가지 설명을 할 수 있을 것이다. 우리의 감각과 뇌는 이렇듯 미묘하고 섬세하게 작동된다. 같은 흘려듣기일지라도 듣는 사람의 상태에 따라 위의 경우처럼 음악 대부분을 들을 수도 있고, 아예 아무것도 못 들을 수도 있다.

우리 몸의 모든 기관은 긴장 후에 반드시 이완을 필요로 한다. 만약 하루 종일 집안에 영어, 음악, 동화 등의 청각적 자극이 계속된다면 아이의 뇌는 쉬지 않고 긴장한 상태로 지속된다. 과도한 흘려듣기를 주의해야 하는 이유가 여기에 있다.

소리자극이, 뇌신경이 감당할 수 있는 수준을 넘어서면, 소리가 들려도 안 들리는 것으로 받아들이는 연습을 하게 된다. 결국 둔감한 청각을 훈련하는 셈이 될 수도 있다.

결론적으로 지나친 흘려듣기는 금물이다. 아이에게 음악을 의미 있는 자극으로 받아들이도록 하려면 음악적 자극이 있는 시간과 없는 시간을 철저히 구별해주어야 한다. 15분 정도가 적당하며, 아이의 연령과 반응에 따라 횟수를 조절하는 것이 좋다.

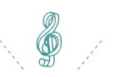

클래식은
제가 부담스러운데
다른 대안은 없을까요?

요즘 만화영화 〈겨울왕국〉의 OST가 나오면 꼬마들은 죄다 따라 부른다. 클래식 음악이 부담스러운 엄마들에게 내가 권하는 대안이 바로 만화영화 주제곡이다. 특히 디즈니나 픽사에서 만든 만화영화 주제곡들은 아주 수준급이다. 가수들의 노래 솜씨는 물론이고 가사 내용, 악기 편성, 이 모두가 아이와 들으면 좋은 조건을 모두 갖추고 있다.

클래식이 부담스러운 엄마를 위한 추천 음악(만화영화 OST)

〈Part of your world〉 - 인어공주 OST

〈Under the sea〉 - 인어공주 OST

⟨Kiss the girl⟩ - 인어공주 OST

⟨A whole new world⟩ - 알라딘 OST

⟨Far longer than forever⟩ - 백조공주 OST

⟨When you believe⟩ - 이집트왕자 OST

⟨Beauty and the beast⟩ - 미녀와야수 OST

⟨The lions sleep tonight⟩ - 라이온킹 OST

⟨Colors of the wind⟩ - 포카혼타스 OST

⟨Reflaction⟩ - 뮬란 OST

⟨Once upon a december⟩ - 아나스타샤 OST

⟨Son of man⟩ - 타잔 OST

⟨Can you feel the love tonight⟩ - 라이온킹 OST

⟨You've got a friend in me⟩ - 토이스토리1 OST

⟨When she love'd me⟩ - 토이스토리2 OST

⟨Let it go⟩ - 겨울왕국 OST

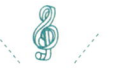

음악 콩쿠르에
나가는 것이 좋을까요?

"콩쿠르보다는 아이들끼리의 발표회를 권합니다."

개인적으로, 음악을 가지고 아이들을 경쟁하게 하는 제도는 좋지 않다고 생각한다. 음악을 전공하기로 마음먹은 학생들의 경우, 자신의 실력이 객관적으로 어떤 수준인지 평가해보는 차원에서의 참여는 물론 필요하다. 하지만 음악을 순수하게 즐겨야 하는 시기에 자칫 이런 콩쿠르의 참여로 부작용이 생길 수 있다. 이것은 내 스스로의 경험에서 하는 이야기다.

내가 만약 그때 콩쿠르에 나가지 않았다면 어쩌면 난 피아노를 전공했을지도 모른다. 초등학교 5학년 때, 비슷한 또래 친구들 중에서 내 피아노 실력은 꽤 괜찮았다. 여섯 살에 시작해서 꾸준히 했고 피아노 치는 것을 참 좋아했었다. 그런 나를 대회에 내보내고 싶어 했던 사람은 나도 아니고 우리 어머니도 아니었다. 학원 원장님이었다.

일단 첫 번째 문제는 콩쿠르를 위해 한 곡을 오랫동안 쳐야 하는 데 있었다. 어느 정도 완성되면 다른 곡을 쳐야 하는데, 콩쿠르에 나가기 위해 한 곡을 6개월가량 끊임없이 반복해서 연습해야만 했다. 너무너무 지겨웠다.

두 번째 문제는 내 피아노 실력을 남들과 비교하기 시작한 것이다. 나보다 피아노를 잘 치는 아이들이 훨씬 더 많다는 것을 알게 되었고, 이로 인한 좌절감의 상처가 꽤 컸다. 콩쿠르에서 상도 받았지만, 상을 받고 못 받고의 문제가 아니었다.

그냥 동네에서 피아노 잘 치는 아이로 행복했다면, 나는 피아노를 계속 좋아했을 것 같다. 그때 그 나이에 전국에서 몇 번째로 잘하는가를 구태여 확인해야 할 필요가 있었을까?

요즘은 초등학교에 자체 동요대회가 있는 곳도 많이 있다. 그러다 보니 초등학교에 입학하면 너도 나도 동요 부르기에 열심이다. 1, 2등을 가리는 대회 말고, 그냥 발표회는 안 되는 걸까? 상이 없으면 참여도가 낮아지는 걸까?

이런저런 생각을 많이 하게 하는 문화다. 사실 이런 대회 때문에 상처받는 아이들이 꽤 많다. 대회에 나갈 실력이 안 돼서 상처받는 아이, 대회에 나갔지만 상을 받지 못해서 상처받는 아이, 상도 받았지만 최고가 아니라서 상처받는 아이. 결국 최고의 상을 받은 한 명의 아이를 제외하고는 모두가 상처받는 행사일 수 있다.

콩쿠르 같은 등수 매기기 대회의 가장 큰 문제는 이 아이들에게서 평생 즐기고 사랑해야 할 음악을 박탈한다는 사실이다.

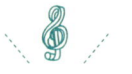

엄마도 악기를
배우는 것이 좋을까요?

"악기를 연주할 수 있으면 좋겠지만, 엄마의 모든 물건은 아이를 위한 악기가 됩니다!"

친정에 있던 다듬이를 가져왔다. 내게 그 다듬이는 아주 특별한 기억이다. 어릴 적 엄마와 외할머니는 풀 먹인 이불 홑청을 꼭꼭 밟아 다듬이질했다.

그때 두 분이 두드리던 그 다듬이질 소리는 아주 훌륭한 이중주였다. 서로 부딪힐 것 같은데 전혀 부딪히지 않는 엄마와 외할머니의 손놀림은 내 정신을 쏙 빼놓았다. 생동감 있는, 맑고 깨끗한 다듬이질 소리가 리듬을 타고 집안 곳곳에 울렸다. 그렇게 다듬이

질 소리가 났던 날 밤에는 잠자리가 아주 특별했다. 풀 먹인 홑청 덕에 저녁 이부자리가 아주 기분 좋게 까슬까슬했다.

얼마 전 요리사가 주인공으로 등장한 드라마가 있었다. 어렸을 때 잃어버린 딸이 엄마 밑에 들어와 요리사로 수련받는 과정을 그렸다. 여기에 인상 깊은 장면이 나온다. 딸이 아주 어렸을 때를 기억하는 장면이다.

부엌에서 엄마가 칼질하는 소리를 딸은 '맛있는 소리'라고 표현한다. 도마에 칼이 톡톡톡 부딪치는 소리 다음에는 언제나 맛있는 음식이 나온다는 걸 어린 딸은 그렇게 표현한 것이다. 어린 딸은 부엌으로 장난감 북을 들고 와 엄마의 칼질 소리에 맞춰 북을 두드린다. 음질이 서로 전혀 다른 북과 도마의 묘한 화음이 참 인상적이었다.

엄마가 요리하는 부엌에선 가지각색의 맛있는 소리가 난다. 요즘 압력솥은 밥이 다 익으면 '치익' 수증기 빠지는 소리가 길게 난다. 맛있는 국이 끓을 때는 어떤가. 압력솥의 뚜껑이 빙글빙글 돌아가며 '치키치키 치키치키' 하고 재미있는 소리가 난다. 굳이 아이를 데리고 〈어린이 난타〉를 보러 갈 필요가 없다. 엄마가 요리할 때 나는 부엌의 소리야말로 정말 훌륭한 난타다.

아이들이 조리 도구에 큰 관심을 보이는 이유가 뭘까? 엄마가 도구를 사용할 때 나는 재미있는 소리 때문일 것이다. 아이들은 엄마를 따라 하며 엄마의 사랑을 확인하고 싶어 한다. 아이가 엄마를 따라 하고 싶어 할 때는 마음껏 하게 해줘야 한다. 위험한 도구들을 안전하게 치운 상태에서 요리 도구를 사용해 마음껏 소리 내게 해주자.

훗날 아이가 자라 어른이 되었을 때, 어느 순간 부엌에서 나는 어떤 작은 소리에 엄마를 떠올리게 될 것이다. 부엌의 소리로 확인되는 그 기억을 통해 아이는 자신의 삶에 자신감을 가지게 될 것이다.

자존감, 즉 자신의 가치를 확인하는 방법으로, 사랑받았던 그때를 기억하는 것보다 더 좋은 건 없다. 다듬이 두드리는 소리에 그날 밤 그 까칠하면서 기분 좋은 이불을 기억해내듯, 아이들은 엄마가 일상에서 내는 소리로 엄마의 사랑을 기억한다. 아이들은 엄마가 만들어내는 모든 소리를 사랑한다.

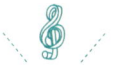

일상의 모든 물건이 정말 악기가 될 수 있나요?

"당연합니다. 아이와 놀 때, 악기는 주변에서 바로 찾을 수 있습니다!"

일상의 도구가 얼마든지 악기가 될 수 있다는 걸 증명이라도 하듯 리로이 앤더슨 Leroy Anderson의 작품 중에는 다음과 같은 것들이 있다.

타자기 typewriter

샌드페이퍼 발레 sandpaper ballet

고장 난 시계 syncopated clock

글 쓰는 일이 익숙하지 않아 지루하고 힘들게 느껴질 때가 있다. 그러면 나는 자판을 두드릴 때마다 옛날 타자기 소리가 나도록 음향을 설정한다. 타자기의 경쾌한 소리에 일하는 기분도 꽤 나아진다. 자판 하나하나를 두드릴 때마다 '차그닥 차그닥 착착 닥닥' 소리에 슬그머니 웃게 된다. 앤더슨은 이런 나의 마음을 누구보다 잘 아는 작곡가 같다.

미국의 작곡가이자 지휘자인 리로이 앤더슨은 그의 곡 〈타자기 typewriter〉에서 일하는 도구로만 쓰였던 타자기를 완벽한 악기로 구현했다. 생활 속 도구를 악기로 재발견한 셈이다. 이처럼 악기가 아닌 것을 악기로 사용해 만든 음악으로 〈샌드페이퍼 발레 sandpaper ballet〉와 〈고장 난 시계 syncopated clock〉도 있다. 〈샌드페이퍼 발레〉는 페인트 공이 페인트 칠을 하기에 앞서 샌드페이퍼를 이용해 나무를 다듬는 소리가 하나의 악기처럼 사용되는 작품이다. 그의 작품을 듣다 보면 악기에 대한 생각이 근본적으로 바뀌게 된다. 전문적인 기술을 가진 사람이 최고급 소재로 비싸게 만든 것만이 악기가 아니라는 신선한 깨달음을 얻게 되는 것이다.

아무리 좋은 악기라 할지라도 불규칙하게 두드리거나, 너무 세게 두드리면 소음이 된다. 반면 일상의 평범한 도구라고 할지라도 경쾌하고 규칙적인 리듬을 만들어내면 전문악기 이상으로 훌륭하게 연주할 수 있다. 집에서 나는 일상의 소리가 음악이 되는 방법은 무궁무진하다. 어쩌면 세상 모든 소리에 음악이 숨어 있을지도 모른다. 세상의 모든 엄마들은 이런 일상의 소리를 이용해 아이에게 사랑의 소리를 만들어줄 수 있는 특별한 능력을 가지고 있다.

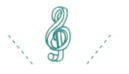

손뼉치기 놀이도
음악적인 자극인가요?

"물론입니다!"

엄마와 아이가 마주 보고 앉아 '손뼉치기 놀이'를 하는 것은 리듬을 몸으로 익힐 수 있는 훌륭한 연습이다. 아울러 타인과의 조화로운 상호작용의 기본원리를 익히는 기회가 되기도 한다.

아이의 발달에 맞춰 단계별로 놀아주면 좋다. 동요 〈반달〉에 맞춰 하는 손뼉치기 놀이는 난이도가 높은 편이다. 하지만 6~7세 아이들도 가르쳐주면 아주 잘한다. 엄마와 함께 손뼉치기 놀이를 많이 한 아이들은 친구들과의 손뼉치기 놀이도 좋아한다.

요즘 아이들은 스마트폰도 좋아하고 워낙 재미있는 장난감이 많아서 이런 놀이를 시시해할 것 같지만 실제로 해보면 그 리듬감과 더불어, 상대방과 딱딱 맞아 떨어지는 몸동작을 무척 재미있어한다. 혼자 놀기에만 익숙한 요즘 아이들에게 권하고 싶은 아주 훌륭한 놀이다.

① 〈쎄쎄쎄〉

쎄쎄쎄
아침 바람 찬바람에
울고 가는 저 기러기
우리 선생 계실 적에
엽서 한 장 써주세요
한 장 말고 두 장이요
두 장 말고 세 장이요
세 장 말고 네 장이요
네 장 말고 다섯 장이요
구리구리 말아서 우체통에 넣자
가위 바위 보
가위 바위 보
어느~ 손

② 〈풍당풍당〉

풍당풍당 돌을 던지자
누나 몰래 돌을 던지자
냇물아 퍼져라 멀리멀리 퍼져라
건너편에 앉아서 나물을 씻는
우리 누나 손등을 간지러주어라

③ 〈숲속에 매미가〉

숲속에 매미가 노래를 하면
파란 저 하늘이 더 파래지고
과수밭 열매가 절로 익는다
과수밭 열매가 절로 익는다

④ 〈푸른 하늘 은하수〉

푸른 하늘 은하수 하얀 쪽배에
계수나무 한 나무 토끼 한 마리
돛대도 아니 달고 삿대도 없이
가기도 잘도 간다 서쪽 나라로

⑤ 〈이상하고 아름다운 도깨비 나라〉

이상하고 아름다운 도깨비 나라

방망이로 두드리면 무엇이 될까

금 나와라와라 뚝딱

은 나와라와라 뚝딱

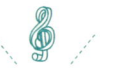

리듬을 몸으로 익히는 간단한 훈련을 알려주세요

"몇 가지 동작만 훈련해도 리듬을 몸으로 익힐 수 있습니다."

먼저 느린 음악을 틀어놓는다. 어깨 위로 팔을 쭉 뻗고 배에 힘을 준 상태에서 포물선을 그리며 천천히 팔을 내린다. 음악의 흐름을 따라, 그 속도에 맞춰 천천히 움직여본다(여기에 호흡을 함께 조절하면 더욱 효과적이다).

다음은 음악을 끄고 같은 동작을 시도해본다. 앞서 팔을 내리는 동안 음악이 5초 정도 나왔다면, 음악 없이 5초의 시간을 가늠하며 팔을 내려본다. 처음에는 음악 없이 5초를 세는 것이 이렇게 어려웠나 싶을 정도다. 여러 사람이 함께하면 그 차이를 더욱 느낄 수 있다.

다른 사람들과 같은 동작을 해야 할 때, 음악이 있으면 서로의 동작이 훨씬 자연스럽게 일치한다. 음악을 통해 같은 시간을 느끼기 때문이다. 체조할 때 음악 대신 숫자를 세는 것도 시간의 흐름을 느끼기 위해서다.

하지만 평소에 훈련되어 있지 않은 사람이 규칙적인 속도로 숫자를 세는 것은 그리 쉬운 일이 아니다. 일정한 시간 간격을 두고 숫자를 세는 것도 훈련이 필요하다(20쪽 고정박 참조).

대부분의 경우, 절도 있는 동작이나 빠른 동작은 그리 어렵지 않다. 하지만 다른 동작과 연결되거나 느린 동작은 상당히 어렵게 느껴진다. 평소에 몸으로 긴 호흡을 가진 동작을 표현해본 경험이 없었기 때문이다.

음악에 맞춰 몸을 움직일 때 리듬과 박자를 잘 맞추지 못하는 사람들은 처음부터 그렇게 타고났다고 생각하기 쉽다. 흔히 몸치 또는 박치라는 표현을 쓴다. 하지만 우리는 누구나 몸의 리듬감으로 자신의 감정과 생각을 표현하며 산다. 말을 하거나 감정을 드러낼 때, 몸을 전혀 움직이지 않는 사람이 있을까? 움직임의 크기나 동작은 다르지만 로봇이 아닌 이상 분명히 몸을 쓴다. 깜짝 놀랐을 때 눈을 크게 치켜뜨기도 하고, 아주 슬플 때는 어깨를 떨며

운다. 대화하면서 계속 손이나 머리를 움직인다.

'불쾌하다' '수줍다' '귀찮다' '호기심을 느낀다' 같은 여러 감정을 표현하려면, 그 감정에 어울리는 표정이나 동작을 자연스럽게 머리에 떠올릴 수 있다. 마찬가지로 어떤 사람의 표정이나 자세를 통해 그 사람의 감정을 미루어 짐작하기도 한다.

리듬을 익힐 때는 여러 사람이 함께 훈련하면 더욱 효과적이다. 그룹 리듬훈련은 다음과 같은 방법으로 할 수 있다.

① 1:1 훈련

말 그대로 두 사람 또는 두 그룹이 같은 리듬을 친다.

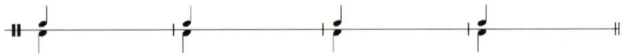

② 1:2 훈련

한 사람이 하나의 리듬을 칠 동안, 다른 사람은 두 개의 리듬을 친다.

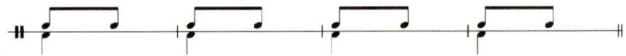

③ 1:3 훈련

한 사람이 하나의 리듬을 칠 동안, 다른 사람이 세 개의 리듬을 친다.

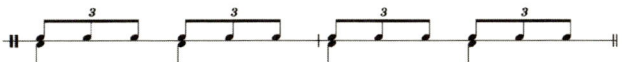

④ 2:3 훈련

한 사람이 두 개의 리듬을 칠 동안 다른 사람이 세 개의 리듬을 치는 것인데, 이때 각각의 음 길이가 반드시 같아야 한다. 세 개 중에 두 개는 짧게, 하나는 길게 연주하면 안 된다.

2:3 리듬훈련에서 중요한 점은 자신의 리듬에만 집중하는 것보다 상대방의 리듬을 들으며 두 사람의 리듬 관계를 이해하려고 노력해야 한다는 것이다. 리듬감이 없는 사람일수록 상대의 소리를 듣지 않고 자신의 소리에 집중하려 한다. 그러나 그렇게 되면 절대 함께 연주할 수 없다. 상대의 리듬을 들을 수 있어야 내 리듬이 정확해진다.

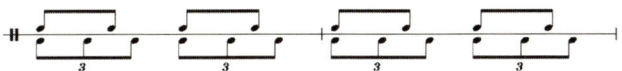

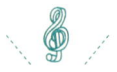

음악과 함께하는 바디랭기지 실천법은 무엇인가요?

앞서 우리의 몸이 의사소통의 도구가 되고, 이를 위해 음악이 큰 도움이 된다는 설명을 많이 했다. 그렇다면 음악을 이용해 몸으로 감정표현 하는 방법을 한번 활용해보자. 이론적으로는 아주 간단하다. 자신의 감정에 어울리는 음악을 선택하고, 그에 맞는 단순한 동작을 만들어보는 것이다. 처음에는 쑥스럽지만 해보면 의외로 재미있다.

예를 들면 기분이 좋을 때 "엉덩이를 씰룩 씰룩씰룩 이쪽저쪽 씰룩씰룩"을 부르며 엉덩이를 흔들고 걷는다. 엄마와 아빠가 먼저 이렇게 하면 아이들은 시키지 않아도 따라 한다. 가족 중 한 사람이 기분이 좋아 이렇게 하면 온 가족의 기분이 좋아진다.

예전에 어느 개그 코너에서 절망적이거나 황당한 상황일 때 땅바닥에 엎드리며 바흐의 〈토카타와 푸가 BWV565〉의 도입부가 나왔던 적이 있다. 그 당시 초등학생이었던 큰아이는 내게 뭔가 해달라고 했다가 맘대로 되지 않으면 [띠로리~ 빠라바라밤빠] 하고 그 음정을 노래하곤 했다.

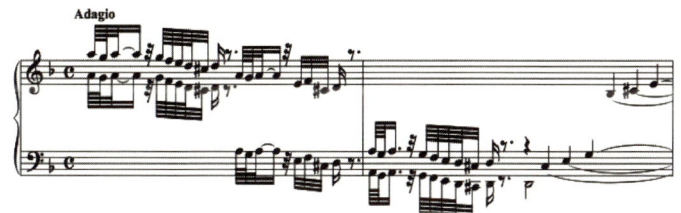

매일 아침 출근하는 아빠와 포옹을 할 때 어울리는 음악을 선택해보는 것은 어떨까? 〈아빠 힘내세요〉, 그 노래는 좀 아닌 것 같다. 스티브 바라캇Steve Barakatt의 〈휘슬러 송The whistler's song〉(CBS 라디오에서 매일 저녁 6시면 흘러나오는 시그널 뮤직) 같은 것은 어떨까? 아침을 상쾌하고 기분 좋게 시작할 수 있을 것 같다.

휴대전화 벨소리를 신나는 음악으로 설정해놓고, 전화가 올 때마다 음악에 어울리는 동작을 해보는 것도 좋다. 아빠 전화가 올 때, 이런 재미있는 동작을 한다면 아빠 전화를 반갑게 받게 될 것이다. 아빠의 기분이 덩달아 좋아지는 건 말할 필요도 없다.

음악활동의 구체적인
방법을 알려주세요

 엄마들의 음악육아에 도움이 될 만한 몇 가지 예를 소개한다. 물론 이것들은 말 그대로 예시에 불과하다. 아이와 할 수 있는 활동은 무궁무진하다. 특히 아이와 잘 놀아주는 엄마들은 아래의 예들을 보면 응용력이 생겨 훨씬 더 좋은 음악활동을 만들어낼 수 있을 것이다.

음악에 맞춰 걷기(고정박)

 4분의 4박자 행진곡 풍의 음악이 좋다. 아이의 걸음걸이와 비슷한 속도의 곡을 선곡하는 것이 관건이다. 음악에 맞춰 왼발, 오른발을 한 발씩 차례로 걷는 훈련을 한다(보통걸음 악보 참조). 이것이 순조롭게 되면 강박에 투스텝을 이용해본다(투스텝 악보 참조). 보통 걸음으로 걸을 경우, 매번 강박에 같은 발이 온다. 1번 악보의 예처럼 왼발에 항상 강박이 온다. 하지만 투스텝을 한 번 적용하면 강박에 오는 발이 바뀐다. 한 번은 왼발에 강박이 오고, 다음에는 오른발에 강박이 온다. 이를 통해 균형 있는 발달이 이루어진다.

1. 보통걸음

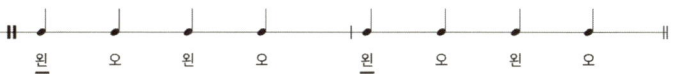

2. 투스텝

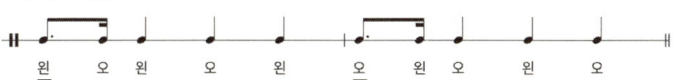

리듬막대 치기(고정박)

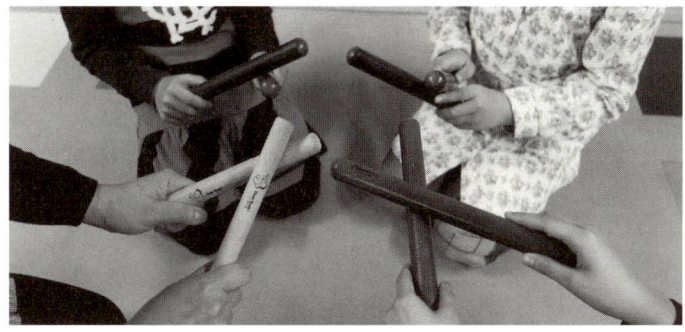

박자에 맞춰 리듬막대로 연주한다. 이때 주의할 점은 음악소리가 너무 커서 리듬막대 소리가 들리지 않으면, 음악과 박이 서로 틀려도 교정하기가 어렵다. 또한 음악소리가 너무 작아도 박을 맞추기 어렵기 때문에 적당한 볼륨을 유지하는 것이 중요하다. 리듬막대는 걷기와는 달리 세 박자 리듬도 자유롭게 연주할 수 있다. 따라서 네 박자 훈련을 걷기로 많이 했다면 리듬막대로는 세 박자 훈련을 해보는 것이 좋다.

콩주머니 돌리기(고정박)

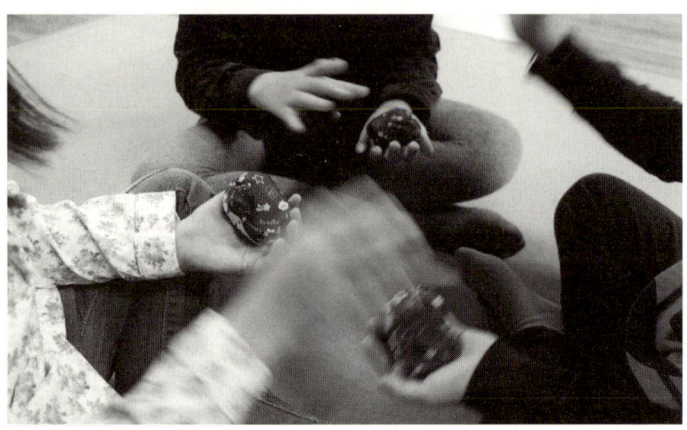

콩주머니를 만든다. 콩주머니는 손에 쥐어지는 느낌이 안정적이고, 아이들이 다루기에 좋아 여러 가지로 활용도가 높다. 엄마와 아이 둘이 마주 보고 앉아서 해도 되지만 여러 사람이 둘러 앉아 하는 편이 더 좋다.

처음에는 콩주머니 없이 맨손으로 자신의 왼손에 한 번, 오른쪽 친구의 왼손에 한 번 박수를 친다(어릴 때 누구나 많이 하는 놀이 중 하나다). 음악에 맞춰 왼손에 있던 콩주머니를 오른손으로 집어 오른쪽 친구의 왼손에 전달한다. 처음에는 콩주머니 한 개로 시작한다. 놀이가 익숙해지면 참여하는 인원수만큼 콩주머니 개수를 올려 난이도를 높이면 훨씬 재미있어진다.

음악에 맞춰 공 굴리기(템포)

작은 공을 준비하고 아이와 마주 앉는다. 아이가 좋아하는 동요를 틀어놓고 음악에 맞춰 번갈아 공을 굴려서 상대방에게 전달한다. 공의 크기, 노래의 템포, 아이와의 거리 등을 고려해서 한 마디에 한 번 왕복 혹은 한 마디에 두 번 왕복, 이런 식으로 규칙을 정하고 노래에 맞춰 공을 굴린다.

아이가 박자 맞추는 것을 어려워하면 아이는 박자와 상관없이 엄마에게 보내더라도, 엄마가 박자를 조절해 두 사람이 공을 주고받는 시간이 규칙적으로 되도록 한다. 아이가 성장함에 따라 음악과 공 굴리는 속도가 서로 맞아떨어지면서 음악의 템포와 흐름을 느끼게 될 것이다.

실로폰 수수께끼(음정)

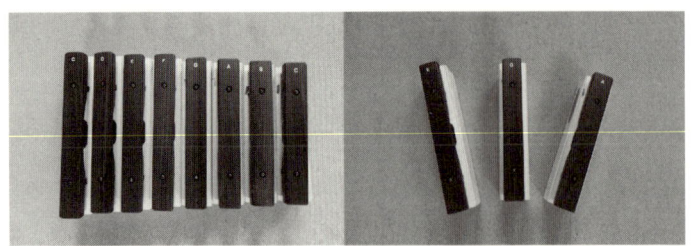

위의 공명 실로폰처럼 음정이 낱개로 분리되는 실로폰을 사용한다. 음정은 연령에 따라 세 개 혹은 다섯 개 정도 사용한다. 예를 들어 세 개를 활용할 경우에는 [도-미-솔]을, 네 개는 [도-미-솔-도]를, 다섯 개는 [도-레-미-파-솔] 혹은 [도-레-미-솔-라]를 사용한다.

우선 엄마가 두 개의 음정을 먼저 연주한다. 그 음정이 뭔지 아이가 맞추도록 하는 놀이다. 엄마가 연주한 음정을 바로 찾아내도록 해도 되고, 다른 음정들도 쳐보면서 어느 것이 엄마가 연주한 건지 골라내도록 해도 된다. 순서를 바꿔 아이가 먼저 실로폰을 치고, 엄마가 맞춰보기를 한다. 익숙해지면 눈을 감거나 돌아 앉아 음을 치는 모습을 보지 않고 소리만 듣고 맞춰본다.

그 다음 단계로는, 듣고 따라 한 음정에 새로운 수수께끼 음을 하나씩 더하는 놀이다. 상대방이 친 음을 따라 치고, 본인이 새로운 음을 하나 추가한다. 이렇게 서로 번갈아 새로운 음을 추가하게 되면, 기억해야 하는 음이 점점 더 많아진다.

얼마나 길게 기억할 수 있는지 확인하는 것도 재미있는 놀이가 되지만, 기억이 잘되는 음을 만들기 위해 이미 알고 있는 노래의 멜로디를 연주하게 되기도 한다. 이렇게 음을 듣고 기억하고 연결하는 놀이를 하다 보면 아이는 노래를 아주 쉽게 연주할 수 있게 된다.

붐웨이커(화음)

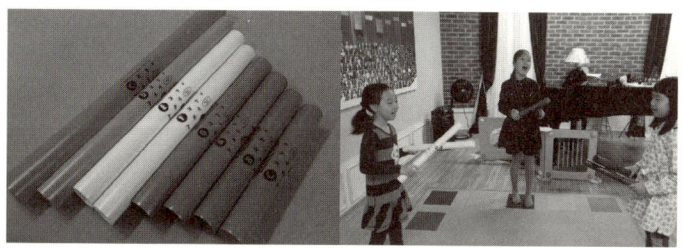

기다란 플라스틱 원통이 길이에 따라 음정이 있는 악기의 일종이다. 음정마다 고유의 색이 정해져 있다. 길이가 짧을수록 높은 소리가 난다. 아이들은 막대놀이감으로 생각한다. 동요 가운데 으

으뜸화음(도미솔 화음)과 딸림화음(솔시레 화음) 두 가지 화음으로 이루어진 노래가 많다. 이런 노래를 부르며 으뜸화음은 아이가, 딸림화음은 엄마가 각각 막대기를 바닥에 치면서 소리를 내면 마치 노래에 반주를 넣는 것 같은 효과가 난다.

아이와 엄마가 붐웨이커를 각각 두 개씩 준비한다. 아이는 으뜸화음에 해당하는 [도]와 [미]를 갖고, 엄마는 딸림화음에 해당하는 [레]와 [솔]을 갖는다.

<u>아이: 으뜸화음 중 [도]&[미]</u>
<u>엄마: 딸림화음 중 [레]&[솔]</u>

가사에서 파란색 밑줄 친 부분은 아이가, 검정색 밑줄 친 부분은 엄마가 박자에 맞춰 두드린다.

<u>떴다 떴다</u> 비행기
<u>날아라</u> 날아라
<u>높이 높이</u> 날아라
<u>우리</u> 비행기

고무줄놀이(멀티태스킹)

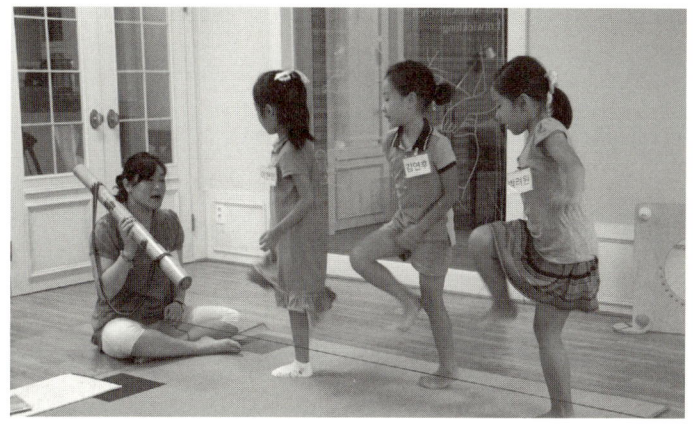

아이가 자신 있게 부르는 네 박자 노래를 선택한다. 고무줄 왼쪽에 선 다음 아래의 순서로 박자에 맞춰 뛴다.

1. 오른발을 고무줄 오른편에
2. 왼발을 고무줄 오른편에
3. 오른발을 고무줄 왼편에
4. 왼발을 고무줄 왼편에

고무줄의 한쪽 끝은 책상다리에 묶고, 나머지 한쪽 끝은 엄마가 잡아준다. 처음 배울 때는 누군가 고무줄을 잡아줄 사람이 필요하다. 엄마가 함께 앞에서 뛰어줘야 아이가 따라 하기 쉽기 때문이다.

대나무춤(멀티태스킹)

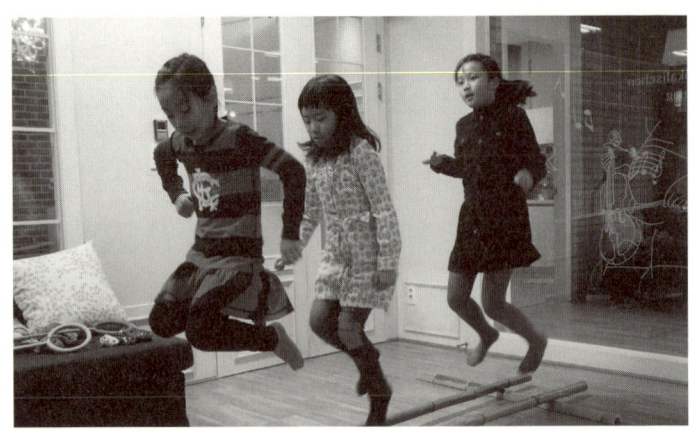

폴리네시안 민속춤처럼 두 발을 모아뛰기 할 때는 대나무를 벌리고, 두 발을 벌려뛰기 할 때는 대나무를 모으면 된다. 제일 처음 배울 때는 두 번씩 번갈아하는 것이 가장 좋다.

대나무 양쪽 끝을 잡아줄 사람이 필요하고, 엄마가 함께 뛰어야 하므로 아이를 포함해 최소한 네 명이 필요하다. 대나무춤을 시도하기 전에 두 줄 고무줄을 먼저 익힌 후에 하면 좀 더 쉽게 배울 수 있다.

바디퍼커션(리듬)

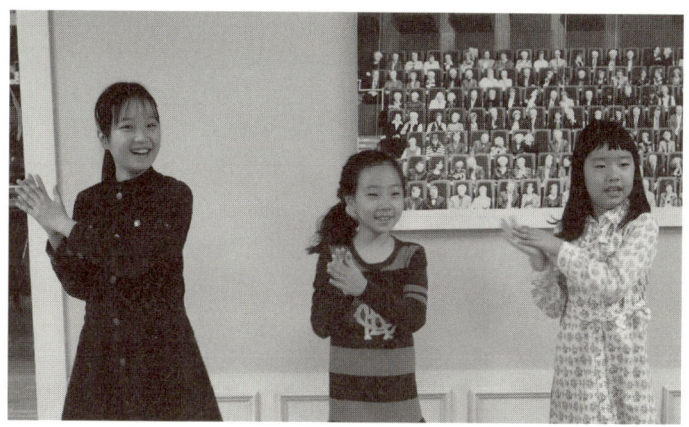

퍼커션은 '타악기'를 뜻한다. 그러니까 바디퍼커션body percussion은 몸이 타악기가 되는 활동이라고 생각하면 된다. 손뼉 치기, 손으로 가슴 치기, 손으로 허벅지 치기, 발 구르기, 손가락 튕겨 소리 내기 등 몸을 이용한 다양한 소리를 이용한다. 각각의 소리를 적절히 혼합하면 드럼 연주처럼 다양한 타악기 소리를 낼 수 있다. 난이도를 조절해 아이들과 시도하면 아이들이 매우 재미있어하고 잘 따라 한다.

컵 게임(리듬)

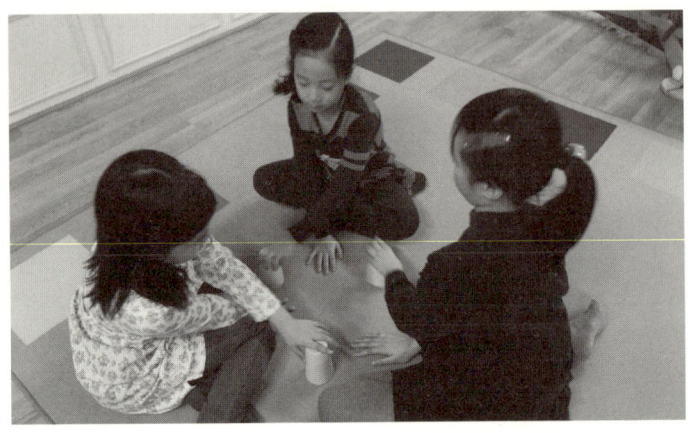

컵을 이용한 손 리듬 활동이다. 요즘 인터넷상에 동영상이 많이 있다. 처음 보면 굉장히 어려워 보이지만 차근차근 설명하며 함께 하면 6세 이상 아이들은 모두 따라 할 수 있다. 동그랗게 모여 앉아 한 패턴을 연주하고 나면 컵을 옆 친구에게 전달하도록 되어 있어 단체활동에 적합하다.

그네 타기

세 박자 춤곡 리듬과 그네타기의 리듬은 아주 비슷하다. 특히 스윙의 느낌은 그네타기를 통해 잘 경험할 수 있다. 흔히 세 박자 리듬은 [강약약 강약약]으로 연주하면 된다고 말을 하는데, 아이들이 이것을 진정한 스윙으로 이해하기는 상당히 어렵다. 대부분의 경우 단순한 볼륨의 문제라고 인식하기 때문이다.

세 박자 리듬 [강약약 강약약]은 볼륨이 아닌 무게감 차이다. 그러니까 세 박자 중 첫 번째 박자에 무게감이 실린다는 느낌이 무엇인지 느낄 수 있어야 한다. 그리고 나머지 두 박자가 똑같은 약박이지만, 구체적으로 어떤 성질을 갖고 있으며 어떻게 다음의 강박으로 이동하는지를 설명하기는 매우 어렵다. 지금 이 글을 쓰면서도 과연 엄마들이 내 설명을 잘 이해하고 있을지 걱정이 된다. 하지만 함께 그네를 같이 타며 이 순간이 강박이고, 이 순간이 약박이라고 설명하면 모두가 쉽게 이해할 수 있다.

그래서 우리 아이들도 이런 경우 그네를 탈 때 옆에서 엄마가 세 박자 노래를 불러주면, 우아한 춤곡의 리듬이 어떤 것인지 몸으로 익힐 수 있게 된다. 물론 엄마가 먼저 그네의 움직임과 세 박자 노래의 힘의 원리가 같다는 것을 정확히 알고 불러줘야 한다.

그네를 태워주며 동요 〈매미〉("숲속의 매미가 노래를 한다") 같은 세 박자 노래를 불러준다. 나중에 아이가 혼자 그네를 타면서도 세 박자 동요를 부르는 모습을 보게 될 것이다.

시소놀이 또는 널뛰기

두 박자 음악의 [강약 강약] 반복이 어떤 느낌인지 몸으로 익힐 수 있다. 발이 땅에 닿는 순간을 강박에 맞춰 노래 불러보기도 하고, 가장 높이 올라간 순간을 강박에 맞춰보기도 하면서, 어느 쪽이 더 어울리는지 느껴보게 한다. 예를 들면 동요 〈고기잡이〉("고기를 잡으러 바다로 갈까나") 같은 노래가 좋다. 시소놀이와 널뛰기는 물리적 원리가 같다. 그러나 널뛰기는 일어서서 하기 때문에 온몸으로 리듬감을 느낄 수 있다. 할 수만 있다면 널뛰기를 하는 게 리듬감을 느끼는 데 더 좋다.

쥐불놀이

깡통에 묵직한 물건을 담고 끈에 달아 돌리는 놀이다. 실제 쥐불놀이는 위험하므로 원리만 흉내 낸다. 끈에 매달린 물건이 한 바퀴 돌아오는 시간과 음악이 흐르는 시간의 관계를 느낄 수 있다.

하루 종일 / 우뚝 / 서 있 / 는
성난 / 허수아비 / 아저 / 씨~

노래의 한 마디(/로 나뉜 한 부분)를 부르는 동안 정확히 한 바퀴를 돌리도록 맞춰본다. 그네타기가 작용과 반작용, 또는 순진행과 역진행의 반복이라면 이 쥐불놀이는 동일한 방향으로의 반복이다. 그러나 원의 각 위치마다 각기 다른 힘이 작용한다는 것을 느낄 수 있게 된다.

줄 끝의 물건이 한 바퀴를 도는 시간을 최대한 길게 하는 것이 이 놀이의 핵심이다. 줄넘기 줄을 바닥에 부딪치면서 응용할 수도 있다. 다만 추의 역할을 하는 물체가 없기 때문에 운동에너지를 보다 예민하게 느낄 수 있는 연령이 되어야 가능하다.

한 바퀴, 두 바퀴, 세 바퀴… 돌아가는 속도는 일정하지만 한 바퀴를 도는 동안 일정 부분에서는 힘을 주고, 나머지 부분에서는 힘을 빼고 있어도 자동적으로 돌아간다는 것을 몸으로 익힌다.

단체 줄넘기

계속 줄 안에서 넘는 것이 아니라, 노래에 맞춰 한 사람씩 들어가고 나오는 놀이다. 줄이 돌아가는 시간과 몸이 줄 안으로 들어가는 시간을 맞춰야 하기 때문에 고도의 리듬감이 필요하다. 사실 단체 줄넘기를 잘하는 아이는 더 이상의 리듬훈련이 필요 없을 만큼 리듬감이 뛰어나다고 할 수 있다. 단체 줄넘기를 할 때도 줄

이 돌아가는 속도에 맞춰 노래를 부르는 것이 좋다. 이 놀이에는 이미 널리 알려진 노래가 있다.

꼬마야 꼬마야 들어오너라
꼬마야 꼬마야 줄을 넘어라
꼬마야 꼬마야 뒤를 돌아라
꼬마야 꼬마야 만세를 불러라
꼬마야 꼬마야 잘 가거라

리듬감을 키워주는, 몸으로 하는 놀이는 이 밖에도 여러 가지가 있다. 다만 이 같은 놀이를 할 때는 몸의 움직임과 음악의 리듬이 정확히 맞도록 신경 써줘야 한다. 음악과 어긋난 박자로 이런 놀이를 하게 되면 오히려 리듬감을 더 잃어버릴 수 있기 때문이다.

KI신서 5554
세상의 모든 음악은 엄마가 만들었다

1판 1쇄 인쇄 2014년 3월 19일
1판 1쇄 발행 2014년 3월 25일

지은이 김성은
펴낸이 김영곤 **펴낸곳** (주) 북이십일 21세기북스
부사장 임병주 **이사** 이유남
기획편집 한성근 남연정 이경희
디자인 전지선 윤인아
영업본부장 이희영 **마케팅1본부장** 안형태
영업 이경희 정경원 정병철 **마케팅1본부** 최혜령 김홍선 강서영 김하나
출판등록 2000년 5월 6일 제10-1965호
주소 (우413-120) 경기도 파주시 회동길 201(문발동)
대표전화 031-955-2100 **팩스** 031-955-2151 **이메일** book21@book21.co.kr
홈페이지 www.book21.com **트위터** @21cbook
블로그 b.book21.com **페이스북** facebook.com/21cbooks

© 김성은, 2014

ISBN 978-89-509-5496-3 13370
책값은 뒤표지에 있습니다.

이 책 내용의 일부 또는 전부를 재사용하려면 반드시 (주)북이십일의 동의를 얻어야 합니다.
잘못 만들어진 책은 구입하신 서점에서 교환해 드립니다.